鹿砦社 LIBRARY 013

ガンになりにくい食生活

食品とガンの相関係数プロファイル

横山茂彦 著

鹿砦社

第3章　美味しく過ごそう

第4章　ガンを寄せつけない食卓

●はじめに

ガンとは何だろうか

人間の身体は37兆2000個の細胞[※]から成っている。そしてすべての細胞は遺伝情報（ゲノム）によって制御され、必要以上に分裂・増殖しないようにできている。たとえば、わたしたちがケガをしたときに、皮膚の細胞が増殖して傷口をふさぎます。やがて傷が治れば、皮膚の細胞は増殖を停止する。しかしガン細胞は、わたしたちの身体からの命令を無視して増殖し、大切な臓器などを破壊してしまうのだ。遺伝情報が何らかの原因で傷つき、制御が利かなくなっているからである。

正常な細胞の遺伝子に、2つから10個ていどの傷がつくことで、変異細胞が発生する。正常な細胞に決まった異常が起きるようになると、その細胞は増殖を始める。やがて第二の異常が起きると、増殖のスピードが上がるといわれている。

この突然変異が集団で起きた場合には、種の進化として新しい生物に変化する。いわば突然変異が、生命の進化の原動力だったと言えるのだ。だからガンは英語で

※「人体の細胞数の推定」『人体生物学紀要』2013年11・12月号

malignant neoplasm（悪性新生物）と呼ばれている。じつはガンの遺伝子は、わたしたちが母体のなかで生命を授かる段階で、生まれながらにして持っていたものなのです。胎児が9カ月で3000グラムほどに育つのは、ガン遺伝子の旺盛な力によるものなのだ。誕生とともにガンの遺伝子は読み込まれないことから、わたしたちの誕生のメカニズムに関係していると考えられている。

本書では何となくロマンのある悪性新生物もガンの呼称に用いるが、しょせんは悪性腫瘍である。個体で起きた突然変異は種の進化ではなく、異常なガン細胞として勝手に増殖してしまうのだ。切除されたガン細胞をみると、勝手にふてぶてしいまでに増殖しましたッ、という印象である。

そして悪いことに、ガン細胞は不老不死なのです。栄養さえ送り込まれれば、際限なく増殖しつづける。増殖したガン細胞は、臓器への浸潤と転移をくり返し、宿主であるわれわれが死ぬまで増えつづけるのだ。臓器の圧迫と破壊、そして機能不全――。

いま日本人の2人にひとりが、ガンになっています。そして3人にひとりがガンで亡くなっている（死因全体の3割）。国民病ともいえるガンをどう克服するのか、それはわたしたちひとりひとりの課題でもある。

そのいっぽうで、医療の進歩が加速している現在、人類がガンを制することも不可能ではない。たとえばmycと呼ばれるガン遺伝子は、タンパク質によって際限のない増殖を引き起こすとされている。そうであるなら、タンパク質のはたらきを抑え込む薬を見つければ良いのだ。

薬の研究だけではない。光免疫療法という方法も試みられている。アメリカの国立ガン研究所の小林久隆氏を中心にした研究チームは、ＩＲ７００という色素を患部の抗体に結合させ、赤外線を照射してガン細胞を破壊することに成功している。抗体（キラーT細胞）がガン細胞を敵と認識して、ガン細胞の転移や浸潤まで破壊することが想定されているという。この研究は間もなく、全世界で臨床試験の段階に入る。

あるいは、ゲノム編集（修復）を特定のウイルスを使って治療する、いわゆる遺伝子治療も有望視されている。ウイルスがガン細胞の棲む臓器に入り込み、細胞の遺伝子を元通りに書き換えるのだ。こちらも遺伝子治療の研究者によれば、あと数年でガンは怖い病気ではなくなるという。

日本人のなかで最も多いガンである肺ガンについても、オプジーボ（ニボルマブ）という新しいタイプの薬が承認されたのは、２０１５年2月のことである。このオプジーボは皮膚ガンの新薬として世界に先駆けて承認されたものだが、肺ガンにも追加承認された。ガン研究は日進月歩であり、むしろ臨床実験の煩雑さをどう解決するのか。あるいはガン保険などの先端医療適用をどうするのか、薬学・医療技術よりも政策の遅れが危惧されているところだ。

とはいえ、ガン患者はいまも増えている。かく言う筆者も最近、ガンで友人を喪ったばかりだ。闘病中の知人もいる。ガンのいちばんの原因であるストレスを抑え、食生活を中心とする生活習慣を変えることで、ガンになりにくい身体になるにこしたことはない。

それではガンになりにくい食生活とは何なのか？　肉類は控え目にして、魚を食べるように。緑黄色野菜を摂りなさい。納豆のナットウキナーゼには、腐敗菌を排除し血液サラサラ効果がある。トマトのリコピンはＤＮＡの損傷を修復するので、ガン抑制効果がある、などなど。

しかしここに挙げた健康食品である納豆・トマトに、じつは悪性新生物の発生と、つよい相関関係があるのだ。分析方法は巻末に詳細を記したが、わが国で最も大規模な疫学調査にもとづくガンの部位との相関係数をもとに、これまで健康食とされてきた食品にもメスを入れてみた。その意味で、本書はガンと食品の相関係数プロファイルである。

何よりもガン細胞の発生を抑え、健康な肉体を保つには免疫の活性化が必要だ。われわれが持っている免疫力を、高めてくれる食材を食卓に準備すること。と同時に、その調理法や食べ合わせを知ることで、ガンになりにくい食生活を送りたいものです。そのためのアドバイスや調理法も記してありますので、ぜひ参考にしてください。

相関係数とは

相関係数とは、2つの確率変数間にある関係の強弱を示すもので、マイナス0・9999以上、プラス0・9999以下の実数となる。本書の場合は食品摂取とガン死亡率の関係で、マイナスの相関係数でガンで死亡した人数が少なく、プラスでは多いことを示す。あくまでも統計上の数値であり、直接の因果関係とは限らない。

第1章

健康食材・危険な食品の意外な素顔

トマトを食べていると、乳ガン・卵巣ガンに

――最有力の健康材に黄色信号が灯った原因は、いったい何なのか？

ベジタリアン志向の諸姉、とりわけ健康食品で食卓を飾ってきたご婦人方には、ショッキングなレポートとなった。健康のために食べてきた食材が、こともあろうに女性のガンと相関性が高いというのだ。その食材とは、赤く熟して美味なトマトである。トマトを毎日食べていると、乳ガン・卵巣ガンになるかもしれないというのだ。何ということであろうか！

周知のとおり、トマトの皮につらなる果肉にはカロテンの一種であるリコピンが多くふくまれ、その成分には抗酸化作用があると言われてきた。ニンジンにふくまれるβカロテンの2倍、ビタミンEのじつに100倍の抗酸化力がある。細胞の老化につながる活性酸素を除去し、ＤＮＡの損傷を修復することで、ガンを予防する至高の食材だと言われてきた。

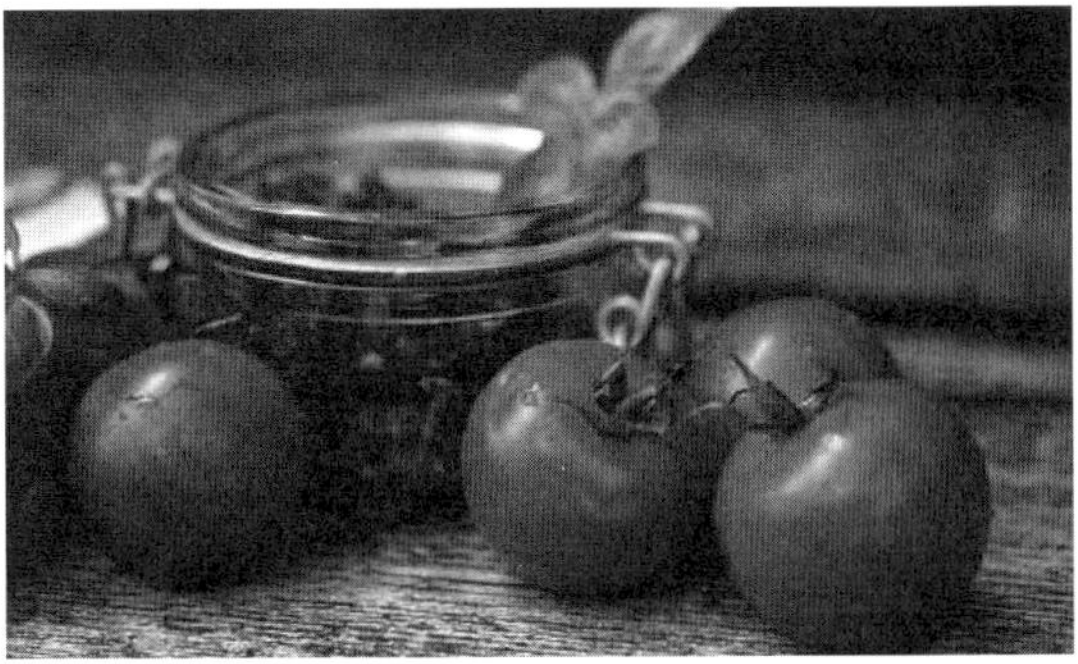

WHO（世界保健機関）の調査でも、トマト消費量の多いイタリアやギリシャでは、ガンの発症率が少ないとされている。アメリカの４万７０００人を対象にした疫学研究は、もっと具体的にトマトの効能を語っている。トマトソースやケチャップを通して毎日トマトを食べていた人は、食べない人にくらべて前立腺ガンになるリスクが36パーセントも低いというのだ。このように、膀胱ガン・大腸ガンでも同じような効果があるとされている。熟成したトマトほどリコピンの含有量が多く、赤いトマトが健康食であることは、もはや常識のようになっていた感がある。トマトのほどよい酸味、そして深い甘味には健康を実感させるものがある。

ところが、この常識がくつがえりそうなのだ。本書が典拠にしている『国民健康・栄養調査』（厚生労働省）にもとづくデータ分析によれば、トマトを摂取することと乳ガンの相関係数は[※]、プラス0・7080と高い。卵巣ガンにおいてもプラス0・5954と、やや高い数値が出ているからだ。標準値はプラスマイナス0・0000である。驚かずに落ち着いてほしい。これは相関係数という数値の詐術にすぎないかもしれない。

思いがけない敵がひそんでいた

トマトとガンの相関性が高いと書いて、少々驚かせたでしょうか。そもそも、本書であつかっている摂取と病因の相関性および相関係数は、別個の統計を統合・検定した数値であって、直接的な因果関係をあらわすものではないのです。有名なロシアの民話で説明しよう。

ある村で疫病が発生したとき、その村に医師団が派遣された。医術をほどこしたものの、甚大な被害であった。しかるに、ほかの村では疫病が発生することはなかった。新たに疫病が発生した第三の村では、その原因を考えた。医師団が派遣された村では疫病

※相関係数とは、2つの確率変数間にある関係の強弱を示すもので、マイナス0.9999以上、プラス0.9999以下の実数となる。本書の場合は食品摂取とガン死亡率の関係で、マイナスの相関係数でガンで死亡した人数が少なく、プラスでは多いことを示す。あくまでも統計上の数値であり、直接の因果関係とは限らない。

が甚大になり、医師団が派遣されなかった村では疫病が発生しなかったのである。

ここで両者のちがいは、医師団が派遣されたか否かであろう。ゆえに、医師団の派遣が疫病の被害をもたらすのではないだろうか。疫病と医師団派遣には、明らかな相関性がある。では、われわれは医師団の派遣を拒否しようと、第三の村の人々は考えた。医師団を村に入れるな！　その結果、村は疫病に侵されて壊滅した、というものだ。第三の村の人々は、疫病の原因を、医師団の派遣だと思い込んでしまったのである。

つまり相関性とは、直接の因果関係ではなく傾向をしめすものにほかならないのだ。トマトを常食していたグループがガンになったとしても、そのほかの原因までは特定できない。ただ単に、トマトを多く摂っていた女性たちに乳ガンと卵巣ガンが多くみられたという数値なのである。だから、トマトに発ガン性があるとはいえない、かもしれない。相関係数とは、そのようなものにすぎない。

しかしながら、何らかの根拠がその数値にはあるはずだ。ここから、本書の冒険が始まる。よくよく調べてみたところ、トマトの発ガン性の根拠に、あるていどたどり着くことができた。それはそれで、思いもかけない意外なものだった。加工方法に問題がある、のかもしれない。疫学データは加工方法や調理法には触れていないので、あらゆる可能性を調べてみたところ、発ガン性の根拠らしきものにたどり着いた。

どうやら、トマト缶が怪しいようなのだ。トマト缶のビスフェノールAという物質が、エストロゲン（女性ホルモン）に似たはたらきで、通常のホルモンのはたらきを阻害するというのである。このビスフェノールAと心臓病、不妊や生殖器官への影響を関連付ける研究もあり、発ガン性が指摘されている。つまり内分泌を撹乱する環境ホルモンである。

ではなぜ、トマト缶にこの物質が発生しているのだろうか。缶詰は本体がスチール、蓋がアルミという構造が大半である。そして缶の内部は腐食を防ぐために、エポキシ樹脂やフェノール系の樹脂でコーティングされているのだ。ここに、ビスフェノールAが派生・溶出するのだ。トマトはつよい酸性を持っているので、ほかの食品よりも溶出が大きいのではないだろうか。なお、缶詰のみならずプラスチック容器でも、このビスフェノールAは発生する。トマト缶には気をつけろ。

納豆でガンのリスクだって？

——万人がみとめる健康食品に浮かんだ疑惑

トマトにつづいて、健康食品の代名詞みたいな納豆にガンとの相関性が疑われている。そんなバナナである。ここはバナナではなく、納豆の話と納得してください。寒い。

数値を挙げておこう。男性の結腸ガンでプラス0・71554、胆のうガンでプラス0・7163、女性でも卵巣ガンにプラス0・9407という高い相関係数が出たのだ。

調べてみたところ、よくはわからないが大豆およびイソフラボンに結腸ガン（大腸ガン）との相関性をしめす疫学があるらしい。そしてまた、それを否定する研究もあるという。

国立がん研究センターの予防研究グループの「多目的コホート研究」の報告でも、「大豆製品・イソフラボン摂取が大腸がんに影響を及ぼすメカニズムはまだ仮説の域を出ません」「イソフラボンのひとつであるゲニステインは、弱いエストロゲン作用を持ち、またガン化に関与する蛋白や酵素の阻害にかかわっているほか、それ自身に抗酸化活性

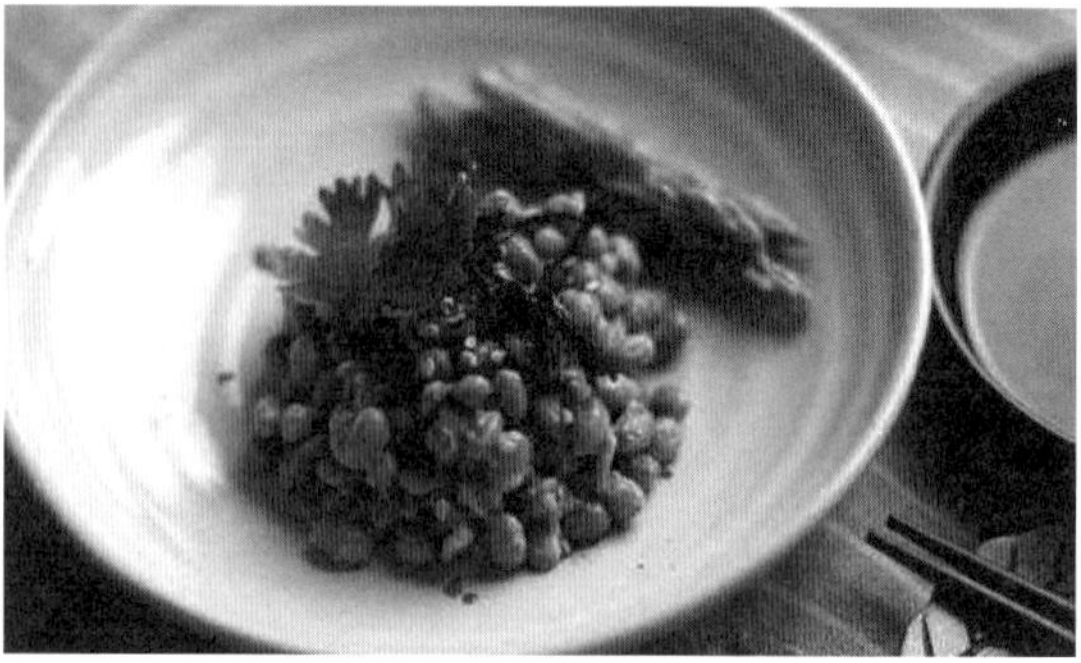

があり、内皮細胞の細胞増殖を阻害するとも言われていま
す。しかし、このように大腸がん予防の可能性が言われて
いるイソフラボンも、ヒトを対象とした疫学研究では、結
果が一致していません。今後のメカニズムの解明が待たれ
ます」

という具合に、大腸ガンを抑制する効果をみとめつつ
も、結論までみちびかれてはいないのだ。いずれにしても、
納豆業者が喧伝するほど、その効能はてきめんというもの
ではないようだ。

じつはイソフラボンには、女性の肝臓ガンリスクが指
摘されているのだ。国立がん研と国立循環器病研究セン
ター、および大学や医療機関が共同して行った疫学研究で
ある。男女約２万人のうち、12年の追跡調査で男性69人、
女性32人が肝臓ガンになったことがわかった。イソフラボ

ン・大豆製品の摂取量で３つのグループにわけたところ、摂取量が多いグループに高い関連性がみられたのだ。その原因については、イソフラボンがエストロゲンに構造が似ていることから、エストロゲンを妨げる作用があるのではないかとみられている。

納豆の3つの健康成分

一般にいわれている、納豆の効能を復習しておこう。納豆菌がつくる酵素のナットウキナーゼ、ポリフェノールとしての大豆イソフラボン、そしてポリアミンである。ポリアミンは聞きなれない成分ではないだろうか。わりと最近の研究成果である。

まずナットウキナーゼの効果は、抗菌性、便秘や下痢の原因になる腐敗菌を抑制、血圧の上昇を抑える。血栓の形成を防止、膵炎の改善などが挙げられる。このうち膵炎の改善は、発見するのが困難な膵臓ガンの予防として、何となく心づよい気がする。

大豆イソフラボンは、味噌汁などにも多くふくまれるポリフェノール成分で、ガンの発生リスクを低減するといわれている。ただし、イソフラボンには過剰摂取による悪い影響もあるという。これについては後述する。

ポリアミン（polyamine）は、第一級アミノ基が3つ以上結合した直鎖脂肪族炭化水素の総称である。ウイルスから人間まで、あらゆる生体中にふくまれ、細胞分裂や蛋白合成などの活動に関与している成長因子である。納豆を毎日食べつづけると、ポリアミン濃度が上がるとされている。その効果は、炎症が生じにくい体内環境になること。臓器の老化が抑制される、長寿になるかもしれないこと。良い成分だ。

とくに遺伝子の炎症を抑え、大腸ガンを抑制することがマウスの実験で確認されている[※]。また、動脈の炎症を抑えることから、動脈硬化の抑制に効果があるとされる。これが納豆の血液サラサラ効果なのであろう。

さらに納豆には、ビフィズス菌の好物であるオリゴ糖や繊維質が豊富にふくまれているので、腸の若さを取り戻せる。いわゆる善玉菌を増加させるというのだ。さすがに健康食品のスター。まさに賛美のオンパレードである。

にもかかわらず、男性の結腸ガン、胆のうガン、女性の卵巣ガンに、どんな相関性があるのだろうか。考えられるのは、やはりイソフラボンの過剰な状態がホルモンバラン

※自治医科大学附属さいたま医療センター

納豆

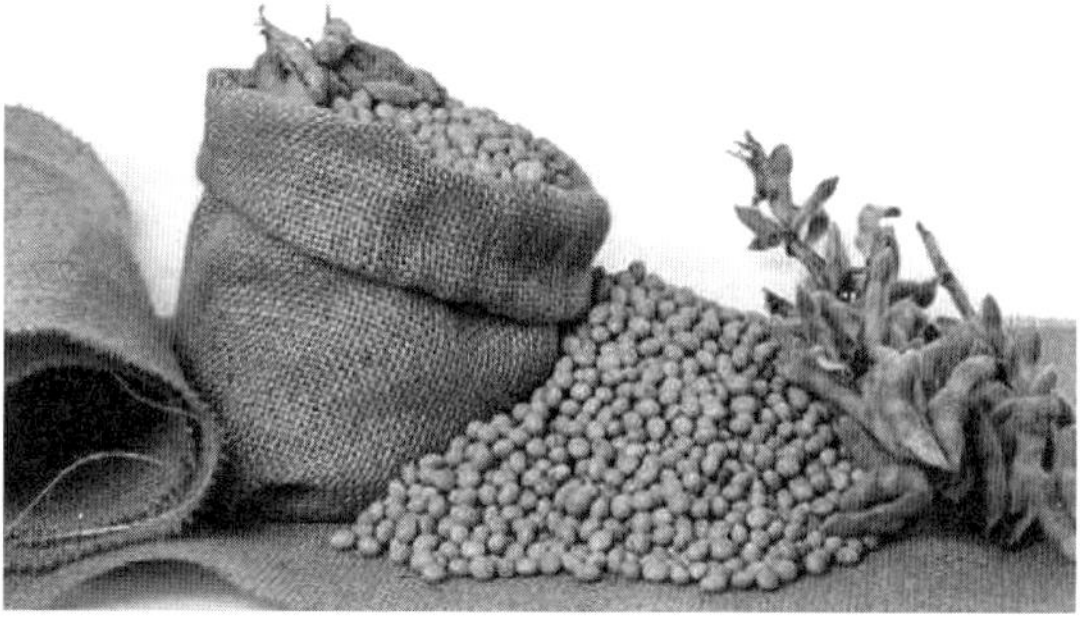

スに何らかの相関性があるのではないか、ということである。イソフラボンの過剰が、本来のエストロゲンのはたらきを抑えてしまっている可能性は、肝臓ガンの例でもみられる。エストロゲンと競合するからである。

男性においては、進行性の前立腺ガンの発生リスクを高めるとされる。いずれも、国立がん研のレポートからである。じつは納豆を「主食」にしているわたしの友人が、血が止まらないので入院したことがある。はげしい下血もあったという。

病名は凝固因子レベルの低下、つまり軽い血友病とのことで、医師に納豆の摂取を禁じられた。納豆のなかにお米を入れて食べる、あるいは納豆と味噌汁だけで食事をすませていたのだから、摂り過ぎが原因となったのであろう。食べ過ぎが良くないというのは、どんな食品にもいえることだ。

ポテチとポテトフライは食べるべきか否か

――諸悪の根源といわれるジャガイモは、かつて人類の救世主だった

ジャガイモの加工品といえば、ポテトチップスとポテトフライのほかにも片栗粉、ポテトフライなどが挙げられる。ほかにもポテトチップスに類似したスナック菓子は多種多様だが、まずここではスナック界のスターともいうべきポテトチップスやポテトフライが食生活・健康に与える影響を考えてみたい。

ポテトチップスが身体に悪いというのは、もはや常識になっているようだ。まずは、そのカロリーデータから紹介しておこう。ポテトチップスのカロリーは、1袋60グラムで330キロカロリーである。これは体重50キログラムの人が普通の速度で、2時間歩いて消費するカロリーなのだ。

朝の8時に朝食代わりにポテトチップス120グラム（大きめの1袋）を食べて歩き始めたとして、昼の12時にならなければ消費できないのである。そしてまた120グラ

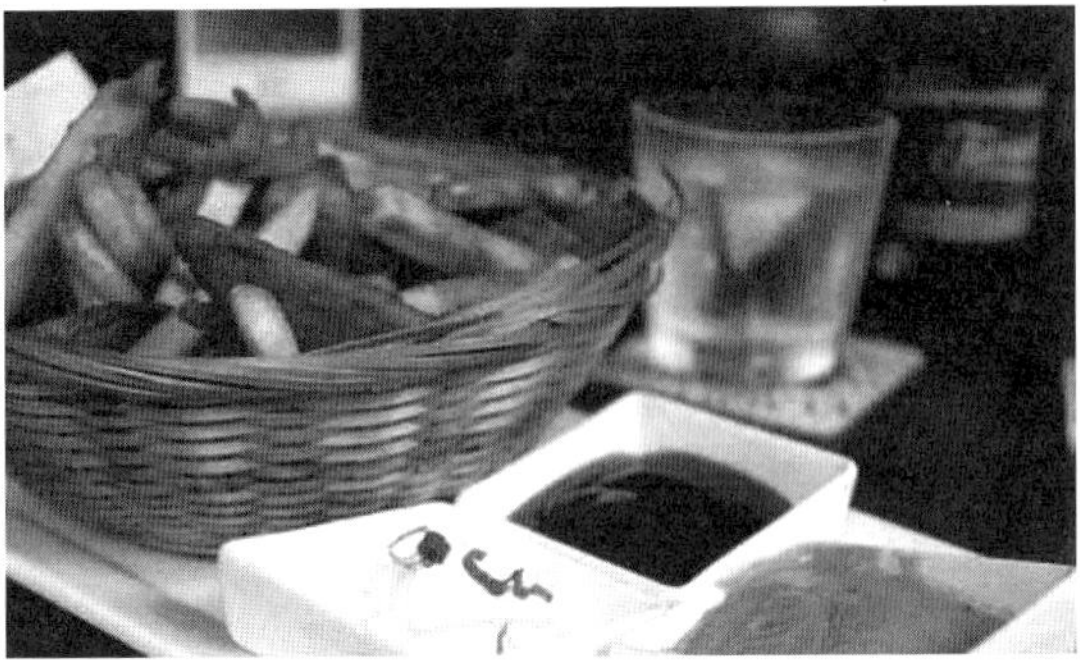

ムのポテチを食べると、夕方4時まで持たせることができる。何という高カロリーでエネルギー効率の良い食品であろうか。そんなにポテトチップスばかり食べられないだろう、と反論が出そうだが食べられる根拠もある。ポテトチップスの中毒性である。

一般に中毒に陥るメカニズムは、脳のドーパミン分泌によるものだ。われわれ人類は長い飢餓の歴史を持っているがゆえに、脂肪や糖質を食べると脳内快楽物質が分泌される。美味しいと思うと味覚が刺激されるだけではなく、脳が脂肪と糖質の摂取を奨励するのだ。

いっぽう、ポテトチップスに代表される塩分系のジャンクフードは、L-グルタミン酸ナトリウムが調味料として入っている。このナトリウム調味料が舌を刺激して、味わいが脳にインプットされる。湿っけたポテチを美味しいと感じる人は少ないと思われるので、パリッとした食感も味わいの要素となっているはずだ。こうして、食べ出したら止まらない、ポテトチップス中毒症状が発生する。いったん食べ始めたら、気持ちが悪くなるまで食べてしまう。

ジャガイモは炭水化物が豊富であり、唾液と膵液のアミラーゼという酵素で分解されてブドウ糖になる。つまり内臓脂肪として貯えられる糖質だから、60グラムで2時間も歩けるのだ。歩かなければ、そのまま貯えられた脂肪細胞が大きくなり、肥満へとつながる。

そして過剰に摂取すると、ブドウ糖は血液中に吸収されてインスリンの洪水を起こすとされている。インスリンの洪水は動脈硬化、肥満の原因となる。ポテトチップスのように薄く加工されていると、糖分の吸収が早いとされている。もうひとつ、塩分が高いということが指摘される。高血圧の原因であるばかりか、塩分は血管を傷つける。そして体内の塩分が多いと、余分な水分を摂るため心臓に負担がかかるといわれる。

さらにもうひとつ、ポテチは植物油で揚げてあるのでオメガ6という、炎症を起こしやすい脂肪酸がふくまれている。加熱した植物油はトランス脂肪酸に変化する。このトランス脂肪酸は、心臓病や痴呆の要因とされているのだ。同時に糖分を高温調理することで生じる、アクリルアミドという発ガン物質の発生も指摘されるところだ。どうです、もうポテトチップスはやめようと思うでしょ。

そんなに危険なポテトチップス（ジャガイモ加工品）が、女性の中枢神経疾患や口唇・口腔・咽頭のガンを抑制するかもしれないことが『国民健康・栄養調査』を用いた、食生活と悪性新生物（ガン）の相関係数からは分析できるのだ。すなわち、中枢神経ではマイナス０・４４１１、口唇・口腔・咽頭でマイナス０・３２０９である。

ただし総量（悪性新生物のすべての部位の総体）ではプラス０・５２８０とかなり高い。男性はプラス０・７４６１と、飛び抜けて相関係数が高い。個別の部位では、膵臓の悪性新生物が０・８９５５、咽頭が０・７２９５、気管・気管支および肺に０・７３２４と高い数値が出た。

豊富なビタミンCは揚げてしまえば溶け出さない

ここでジャガイモからの反論を聴こう。ジャガイモには豊富なビタミンCがふくまれている。発ガン物質の毒性を抑制するといわれるビタミンCがリンゴの7倍、レモンやミカンと同等の含有率なのである。このビタミンCは熱で分解しやすいが、ジャガイモの場合は豊富なデンプンに保護されて、高温でも減少が少ない。まるごと茹でて8割、揚げれば9割のビタミンCが残存するとされている。したがって、茹でる肉じゃがよりも揚げるポテトチップスのほうが、よりビタミンCを摂れるということになる。

また、ジャガイモのタンパク質にはトリプトファンという必須アミノ酸がふくまれているが、トリプトファンは脳内ではたらく神経伝達物質・セロトニンの材料となる。セロトニンには精神を安定させる作用や抗ストレス作用があるためストレスに強く、気分の落ち込みを防ぎ、イライラなどが緩和されることが期待できるといわれている。またトリプトファンは、睡眠ホルモンであるメラトニンの材料でもある。メラトニンがしっかりと分泌されるようになると、睡眠の質が上がるとされている。ストレスを溜めず、さらに睡眠効果があるのであれば、われわれの免疫活性のつよい味方ではないか。

さらにポテトチップスやポテトフライの場合は、油で揚げても焦げにくい品種・トヨシロというジャガイモが用いられている。肌のコラーゲン生成を助け、シミやソバカスの予防となるビタミンC。血管や神経の老化を防いでくれるビタミンC。なぁんだ、ジャガイモは健康食材ではありませんか。

それだけではない。ジャガイモにはこれまた豊富なカリウムがふくまれているのだ。カリウムは人体に必須の電解質であって、大脳のニューロンの情報伝達に不可欠である。また、細胞内でナトリウムと相互に作用して、体内の水分を保持するはたらきがある。腎臓でナトリウムの再吸収を抑制し、血中水分の排出をうながす。

つまり、余分な塩分を血液中から排除することで水分を排除し、その結果は血圧の低減につながる。したがって、カリウムを豊富にふくむポテトチップスとポテトフライは、たとえ塩分の過剰摂取につながろうとも調整できる成分を持っていることになるのだ。

こうしてみると、ポテトチップスとポテトフライは何となく万能食品のように思えてし

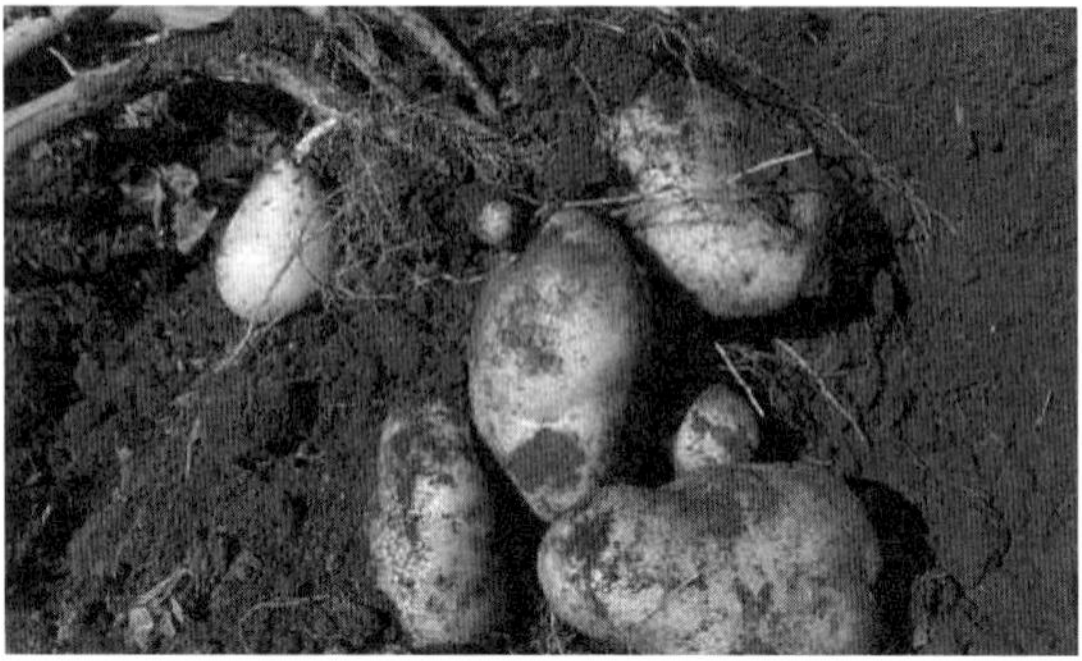

まうのだが、どうだろう。
ジャガイモの歴史についても触れておこう。ジャガイモは南米アンデスのチチカカ湖畔が発生の地である。インカ帝国の主食だった。15世紀にはヨーロッパに持ち帰られ各地で栽培されたが、当初は聖書に載っていないので悪魔の食べ物とされた。しかし30年戦争のさなかだったプロイセンにおいては、戦争で小麦が踏み荒らされるのに対して、ジャガイモは埋もれているからつよいと奨励された。
アイルランドでも当初は税金逃れのための栽培だったが、貧民層の飢えをしのぐ食材となっていく。オランダにおいてもドイツにおいても、寒冷地の痩せた土地でも育つので栽培はひろがった。南欧にも栽培はひろがり、フランスではジャガイモは大地のリンゴと呼ばれるほどになった。けっして大げさな表現ではない。前述したタンパク質だけでなく、ジャガイモには豊富な栄養素がある。マグネシウム、銅、モリブデン、ビタミンＢ１、Ｂ２、そしてＢ６と、まさに大地のリンゴなのである。ジャガイモを炭水化物のかたまりだと思っている方も多いと思うが、そうではないのだ。ジャガイモ１００グラム中の炭水化物は、わずか20グラム前後なのである。

その後ジャガイモは、アイルランド移民がアメリカに持ち込み、アメリカはアイダホポテトに象徴される一大産地となる。ポテトチップスはアメリカがもたらした食品だ。日本には16世紀末に、オランダ人によってもたらされた。このときのデジマという品種が、いまも長崎で栽培されている。やがてジャガタライモと呼ばれて、全国に普及してゆく。江戸時代の各地の領主が、飢饉対策として奨励したからにほかならない。

やはり飢饉をしのぐ食材として重宝された。小麦を臼でひく粉体化がパンをもたらしたのと同じように、ジャガイモは強靱な生成力で中世・近世の人類が生き延びるのを助けた食材なのである。

国民食ラーメンの最大の問題点はこれだ

——あまりにも高すぎる塩分濃度

国民栄養健康調査は「うどん」と「中華麺」をいっしょにしてしまっているので、ラーメンの問題点について際立った関連性を説明できない。にもかかわらず、男性においてプラス0・57330、女性においてはプラス0・7559という高い関連性があらわれている。ところが、である。

即席麺は男性プラス0・13334、女性プラス0・25517と、低い関連性である。ひとまずこれを、即席麺（インスタントラーメン・カップラーメン）が若い人の食品であり、うどんや中華麺（ラーメン）は年輩者もふくめた、幅ひろい食品だと仮定してみよう。そうすると、若い世代のガン罹患率の低さが反映されている、と考えられる。

ところで、男性では皮膚ガンにプラス0・7251の相関係数、前立腺ガンにプラス0・7519。女性においては気管・気管支および肺のガンにプラス0・76775の高い

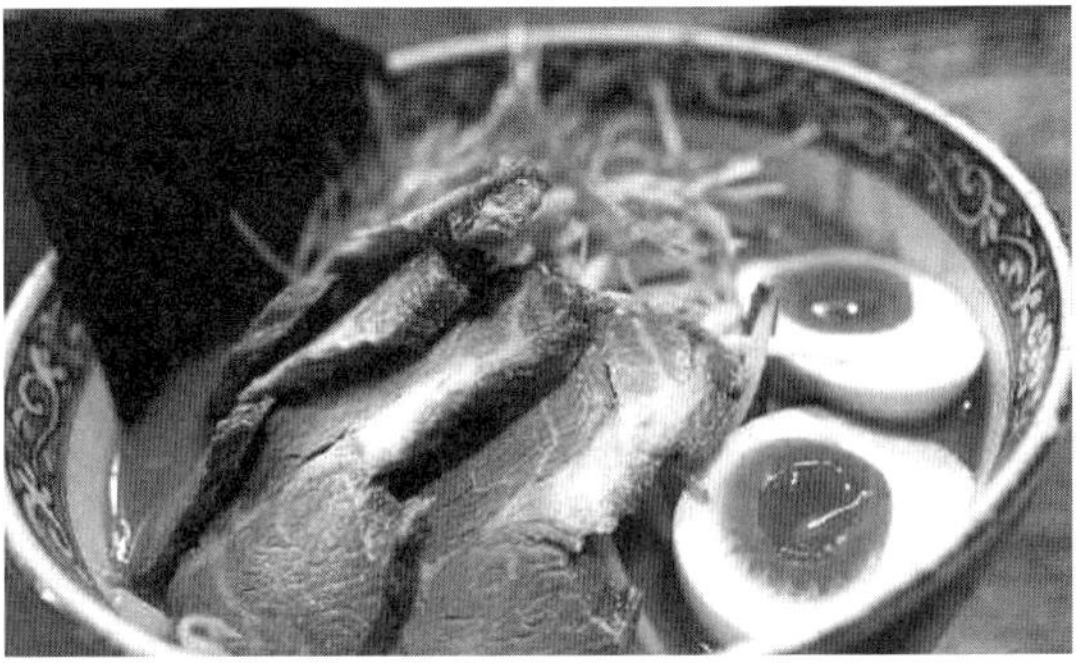

関連性がみられる。これがよくわからない。ラーメンの最大の問題点は、そのスープにある塩分と麺の消化の悪さだと、ながらく指摘されてきたはずだ。ソフトバンクの王球団会長は、現役の監督時代に胃ガンで胃の摘出手術を受けたさいに、「ラーメンの麺が悪いんだそうです。わたしはラーメン屋のせがれですから」とインタビューに答えていたものだ。硬く弾力のある麺が消化しにくいのは道理である。粗悪なかん水（アルカリ性の水）の問題もある。

　塩分の問題から検討してみたい。保存食や漬物をたくさん食べる東北の人に高血圧が多く、調理に塩よりも出汁をたくさん使う沖縄の人に長寿が多いのは、つとに知られるところだ。

　塩分は汗や尿として排泄されるが、尿を検査した研究では地域的に秋田県横手地域が13・4グラムと最も高く、沖縄県石川地域で8・0グラムと最も少なかった。とはいえ、アメリカ食が普及してからは沖縄県民も、かつてのような長寿ではなくなりつつある。

ラーメンの塩分濃度が危ない

塩そのものには、発ガン性はない。高血圧の原因となるのは、血中の塩分濃度が上がると、それを緩和するために水分を多く摂り込む。したがって血管中の血液量が増加して、血管を圧迫するのだ。それでは胃はどうだろうか。胃液はつよい塩酸（PH1～2）であって、胃の蠕動《ぜんどう》とともに食べた物を溶かしている。ぶ厚いステーキですら胃液の前には溶かされてしまう。同じように、胃液（塩酸）は胃壁そのものを溶かしてしまうほど強力である。アルコールや熱い食べ物、煙草などが加わると胃が荒れる。

そうならないように、粘膜が胃酸から胃壁を保護するわけだが、飲食物の塩分濃度が高いと、粘膜を溶かしてしまうのだ。塩分の摂り過ぎは、血管と胃粘膜を同時に攻撃するのである。したがって、減塩食は脳卒中や動脈硬化、そして胃ガンを同時に抑制することになる。そこでラーメンの塩分濃度が問題になるのだ。厚生労働省によれば、１日の塩分摂取は男性が８グラム未満、女性は７グラム未満が望ましいとされている。お手元にラーメンがあれば、そのパッケージの裏側を見てください。塩分相当量が８パーセントとか９パーセントもあれば、具として食べるチャーシュー、メンマの塩分をふくめて、簡単に危険水域を突破する。少なくとも、１日３食ラーメンを食べるとかは、きわめて危ないと言うしかない。

カップ麺の問題点

ラーメンを食べるのが生活習慣としてあまり良くないのは、過剰な塩分だけではない。調理料のＬ－グルタミン酸ナトリウムが、中華料理症候群なる反応をもたらす。顔から腕にかけて痺《しび》れるような感触が走り、発汗をもたらすという。

しかしこれは、一過性のものであってラーメン中毒とも言うべき食欲を湧かせる、その意味ではラーメンが刺激的な食べ物であるゆえんだ。食欲を湧かせることが悪いわけではない。ある調査では日本人は、ラーメンやカップ麺を年間に平均で50杯食べているとされている。国民の89パーセントが「ラーメンが好き」と答え、カレーと国民食の王座を競っているのだ。ラーメンとカレーを週に一度食べる人は、4人に1人だという。そのどちらも、中国とインドが発祥にもかかわらず――。

問題はその安全性である。ラーメンであるか否かを問う前に、カップ麺には大きな問題があるのだ。生麺とちがって、カップ麺は油で揚げている点だろう。保存するにつれて、有害な過酸化脂質が蓄積されていく。発泡スチロールの容器に熱湯をそそぐと、微量ながらスチレンが溶出するのだ。

野菜といっしょに食べる

ラーメンによる過剰な塩分を排出するには、じつは馴染みの野菜が役立ってくれる。その野菜とは、ホウレンソウである。ホウレンソウには塩分を排出するはたらきがあり、しかもビタミンや鉄分が豊富である。モヤシやキクラゲ、ネギ、タマゴも入れてほしい。

どれも栄養素が高い素材だ。

気の利いたラーメン屋なら、抗ガン食材のチャンピオンであるニンニクが常備され、ラーメンには軽く茹でたホウレンソウが入っているものだ。モヤシにキクラゲ、タマゴ、細ネギ、そしてメンマが入っていれば、そのラーメンは健康食に近いかもしれない。

メンマはシナチクとも呼ばれる、麻竹《まちく》の発酵食品である。麻竹はミャンマーが原産の30メートルの高さになるイネ科の植物である。食物繊維が豊富で、カルシウムも多くふくまれている。カルシウム摂取はストレスを抑え、身体の運動量を向上させる。

必須の具材であるメンマが入ってないラーメンは、わたしはダメだと思う。メンマはマイナスカロリーの食材でもある。マイナスカロリーとは、食べ物で摂取したカロリーよりも、その食べ物を消化するためのカロリーが上まわるものだ。食べることで消化にエネルギーがかかるのだ。

かように、ラーメンは総合食品といえるのかもしれない。キクラゲとメンマが前菜で、タマゴとチャーシューがメインデッシュ。麺は主菜でありながら、スープとともにコース料理の劇場を構成するのだから。ただし塩分に気をつけろ。

第2章

肉食の可否をさぐる

肉を食べないのは、それほど健康的なことなのか
——赤い肉（牛肉・豚肉）をめぐる医学と人体の対語

牛肉・豚肉など、赤身肉を食べるのは控え目に。動物性タンパク質は魚介類を中心に。そして肉を食べるときは、同じ量の野菜を。というのは聞きなれた食生活改善のキャッチフレーズだが、相関係数のデータでは、かならずしもそうではないようなのだ。

牛肉と豚肉にガンとの高い相関係数はみとめられない。むしろ男性において、「畜肉全般」が悪性リンパ腫に対してマイナス０・７５０７、「牛肉」が前立腺にマイナス０・７６６７と、悪性新生物を減少させる可能性のある数値も出ている。女性においても、その他のリンパ組織においてマイナス０・７０３２、皮膚ガン、乳ガン、子宮ガン、卵巣ガンでいちじるしくマイナスの相関係数がみられる。どうやら牛肉にはガンを抑制する作用がありそうなのだ。

肉類を摂取する弊害は、ガンの関連では大腸ガンであろう。食生活上での提言は、直

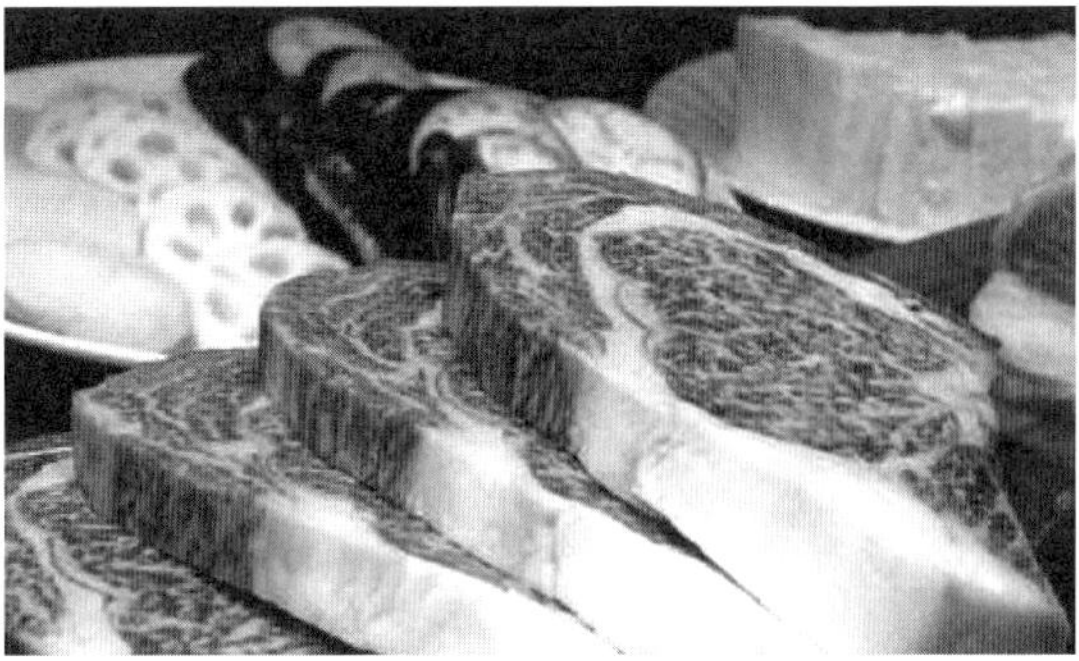

腸・結腸・S字結腸と、大腸ガンに関するものが多い。そこで、国際的な健康機関やガン研の指摘するところをみていこう。

国立がん研究センターの予防研究グループは、１９９５年から98年にかけて岩手・秋田・長野・新潟・茨城・大阪・高知・長崎・沖縄・宮古島など10の保健所の管内で、調査を行っている。すなわち、45歳から74歳の約８万人に肉類の摂取と大腸ガンの発生率との関連を、２００６年までの追跡調査で得られた結果をもとに論文発表※されている。

調査方法は、肉類の総量や赤肉（牛・豚）、加工肉（ハム・ソーセージ）の1日あたりの摂取量を少ない順に5グループにわけ、その後に生じた結腸・直腸ガンの発生率を得たものである。その結果、赤肉の摂取量が多いグループで直腸ガンのリスクが高く、肉類全体の摂取量が多いグループ

※ Asia Pac J Clin Nutr. 2011年20巻

で、男性の結腸ガンのリスクが高かったとしている。数字も上げておこう。8万人の追跡期間中（10年間）に1145例の大腸ガン（結腸788人・直腸357人）の発生があり、摂取量が多いグループとは男性で1日の摂取量が100グラム、女性は80グラム以上だった。

肉食によるガン発生のメカニズム

ところで、肉食によるガンの発生のメカニズムとは、いったいどんなものなのだろう。動物性脂肪の消化による二次胆汁酸、ヘム鉄による酸化作用、内因性のニトロソ化合物が腸内で生成されること。それに加えて、調理で焼き焦げた部位にふくまれるヘテロサイクリックアミン（HCA）などの発ガン物質が指摘されている。

これらの発ガン因子は、日本人の食生活の変化によるものと指摘されてきた。日本人は近代になるまで、米や麦をはじめとする雑穀物、野菜や藻類、あるいは魚介類を主食としてきたので、欧米人にくらべて腸が長い。消化に時間を要する食物を食べてきたから、肉類のように消化が速い食物が腸内に滞留し、腐敗して発ガン物質になるのだと。その発ガン物質が良性腫瘍である大腸ポリープに付着し、ガン細胞化するというわけである。そこで食物繊維による排泄が、大腸ガン予防に効果があるとされているのだ。

1970年代にイギリスの医師、バーキットがアフリカ人とイギリス人の便の量のちがい、食物繊維摂取のちがいに着目し、食物繊維の大腸ガン予防を提唱した。現在では、欧米の17のコホート研究（特定の集団を疫学調査）で、食物繊維は1日10グラムで効果を発揮するとされている。

発ガン物質の抑制については、ニトロソアミンには、ビタミンCが抑制効果があることが知られている。ヘテロサイクリックアミンについてはタルトチェリー（佐藤錦や高砂などのさくらんぼ）、ビタミンE、酒類などに抑制効果があるという報告がある。ビタミンEは、ひまわり油・べにばな油・とうもろこし油、アーモンドや落花生、キャビア・いくら・たらこなどにふくまれている。

酒を飲めばガンが予防できるって？

酒でガンを予防とは、左党のみなさんには朗報※のようだ。ヘテロサイクリックアミンによるＤＮＡ損傷に対して、ビール・日本酒・ワインに抑制効果があるというのだ。ビールは日本酒とワインの２倍の効果があるという。

ステーキを食べた後に、ビールとキャビアを堪能しながらガンを抑制するというのは、あまりにも洒落ている。

もうひとつ数字をみてゆこう。国際ガン研究機関（ＷＨＯ世界保健機関の傘下の組織）が、２０１５年に牛肉と豚肉を「おそらく発がん性がある」とされる２Ａに分類した。この２Ａには紫外線やディーゼルエンジンの排気ガスなども分類されている。さらに１００グラム摂取するごとに、大腸ガンのリスクが17パーセント増加するとしている。

しかしながら、わが国の国民健康栄養調査では、１日に１００グラムも摂取する人は少ない。いちばん多く摂取している15歳～19歳男性の平均で、88グラムである。内閣府

※ Arimoto-Kobayashi, S., et al. 1999. Inhibitory effects of beer and other alcoholic beverages on mutagenesis and DNA adduct formation induced by several carcinogens. Journal of Agricultural and Food Chemistry 47(January):221.

食品安全委員会も、平均的な摂取の範囲内であれば、食肉がガンのリスクになることはないと見解を出している。

いっぽう、肉食をしなければガン年齢（60歳以上）においては、栄養が足りない状態になる可能性がある。あるいは、頑健な肉体でなければガンと戦えないという指摘もある。ここではガンとの闘病の現場から話を始めよう。

ガン細胞は筋肉を食いつくす

これから紹介するのは、国立大学の医学部教授まで務めた医師の病床での記録※、大腸ガンとの戦いの現場である。壮絶な闘病を体感していただきたい。

「栄養といえるものをほとんど補給できない状態ではやむを得ないが、マラソンで鍛えてきた自慢の大腿や下腿の筋肉が見る影もなく細っている。そのうえに皮膚の皺が発現してくると、いよいよ肉体の衰えに気分が打ち沈んでくる。わたしが感じているのは、

※『走って直すぞ、ガン闘病』山本悦秀、徳間書店

明らかに死の予兆だった。

九月に入ると、わたしの体重はついに六〇キロを割った。体重を測ったときは思わず気が動転したが、ベッドに横たわるといかにも頼りない身体がいとおしかった。何とかなる、心配するな。自分にそう言い聞かせるしかない。

意識だけはハッキリと、死の予兆を見つめつづけていた。おりから残暑のなかに響きわたる蟬しぐれである。人生の夏が翳ってくるような予感、最盛期が衰えていく実感とともに、蟬しぐれがいつまでもつづいてほしいと痛切に思った。

そういえば、蟬は七年ものあいだを暗い地中でひたすら成長し、地上で生きるのはわずか一週間である。暑いさかりを生あるかぎり鳴きつづけ、やがては寿命つきて地に落ちる運命だ。林にひびく蟬の鳴き声は、いつしかわたしの死の予兆にかさなっていった」

ここには哲学的な死生観さえ、感じられる。さらに医師の考察は、人類史へと向かう。それは飢餓との戦いで得た、われわれの身体の本源についてである。医師がここまで書き記しているのは、彼が病に打ち克ったからにほかならない。つづきを読んでほしい。

「わたしが死の予兆と感じていたのは、じつは健康な肉体の死であり、筋肉の衰弱だったのだろう。

衰えた筋肉のいっぽうで、骨皮筋衛門ならぬ脂肪だけが蓄えられた草食動物のような印象。それが術後、数日をへたわたしの肉体であった。あたかも、飢餓に備えるかのように、わたしの身体は脂肪を固守していたのである。脂肪を蓄える本能だけは、健在であった。それがわたしの生への命綱だったのかもしれない。

人類がながい飢餓の時代を生き延びて、あるていど満足に食べられるようになったのは、まだ二百年ほどだというのが人類学や歴史学の定説だという。二千年ほど前に狩猟経済から栽培農耕と商品交換経済に移行したとはいえ、その後も豊穣な実りをもたらす沃野と水をめぐって人々は争った。古代律令制や摂関政治のもとでの朝廷権力、さらにはそれに取って代わった武士権力の崩壊によって、生存競争と食物略奪戦のピークとなったのが、あの華々しい戦国時代だという。

その後、飢餓と戦乱の時代が終焉し、封建制権力（徳川幕府）のもとに新田開拓が行

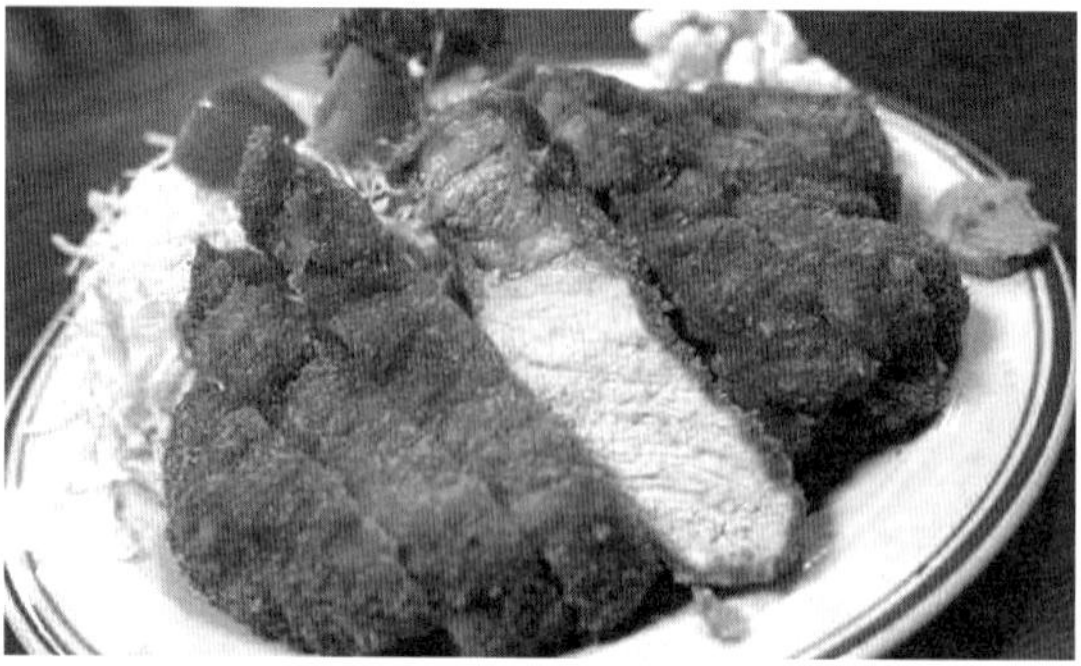

われることで、日本人はようやく腹いっぱい米や作物を食べられるようになったのだとされる。それでも、しばしば天変地異や飢饉で、飢餓にさらされたという。
したがってわたしたちの身体は、本能的に脂肪を溜め込み、糖質を貯蔵する習性を持っているのだ。
肉の脂質を食べると『これは旨い』とばかりに脳内薬物が快楽を感じさせる。あるいは糖質を舌先で甘露と感じ、甘いものを食べて身体が悦ぶのは、飢餓に備えて糖質を溜め込む本能がそうさせているのだろう。
わたしは衰えのいっぽうで、しっかりと脂肪を固守している自分の身体に、人間の本源的な生命力を感じていた。そこから、生命の尊さや疾病のつらさ、そして患者たる者の頼りなくも健気な、生命への執着を初めて知ったような気がした」

この医師と同じような例を、わたしは直近に見聞している。わたしが編集長を務める出版社の社長が、胃ガンで身まかったおりのことだ。

ガンを発見してから半年間の闘病だったが、開腹しても切除手術はすでに不可能。その後は抗ガン剤に苦しみながら、一時は仕事がらみでベトナムに旅行するなど回復したものの、再度の抗ガン剤で体調を崩したまま入院となった。胃と腸のあいだに腫瘍ができて閉塞となり、最後は点滴と輸血に頼るしかなかった。その間は、筋力の衰えがいちじるしかった。車椅子生活で喋る力もうしなわれ、しかし浮き出たあばら骨のいっぽうには、わずかながら脂肪が保持されていた。もはや固形物を受けつけないのだから、衰弱するなかで帰らぬ人となった。合掌――。

わたしたちの肉体は、どんなに痩せ衰えようとも脂肪を保ついっぽうで、生存のために筋肉を削ぎ落とす。さしあたりの生存には意味のない筋肉を消費するかのように、いや、せっぱ詰まったうえでのやむなき処置として、生命は筋肉を犠牲にするのだ。

ガンになったら、肉を食べろ

ＷＨＯなどの国際機関、国立がん研究センターが指摘するとおり、たしかに赤身肉には発ガン因子があるのだろう。それは紫外線やディーゼルエンジンの排気ガスていどにはあるのだろう。

そのいっぽうで、闘病すらできない脆弱な肉体では、生命は物理的に消滅してしまうことを、われわれは闘病の現場で見てきた。相反する現実の前に、われわれは逡巡するしかない。かのようにみえるが、異論もある。

ガンになったら、肉を食べなさいという医師もいるのだ。中身をかいつまんで紹介しよう。その医師によれば、ガンになったら自己免疫力を保つために、肉などの必須アミノ酸の摂取が不可欠であるという。ガンになった場合、高濃度のビタミンＣの点滴療法をはじめ、さまざまな栄養療法で免疫を最大にして、ガンと戦う力を保持するべきだというのだ。そこに肉を摂取する意味がある。ガンと戦うには、血液中のタンパク質であ

赤身肉

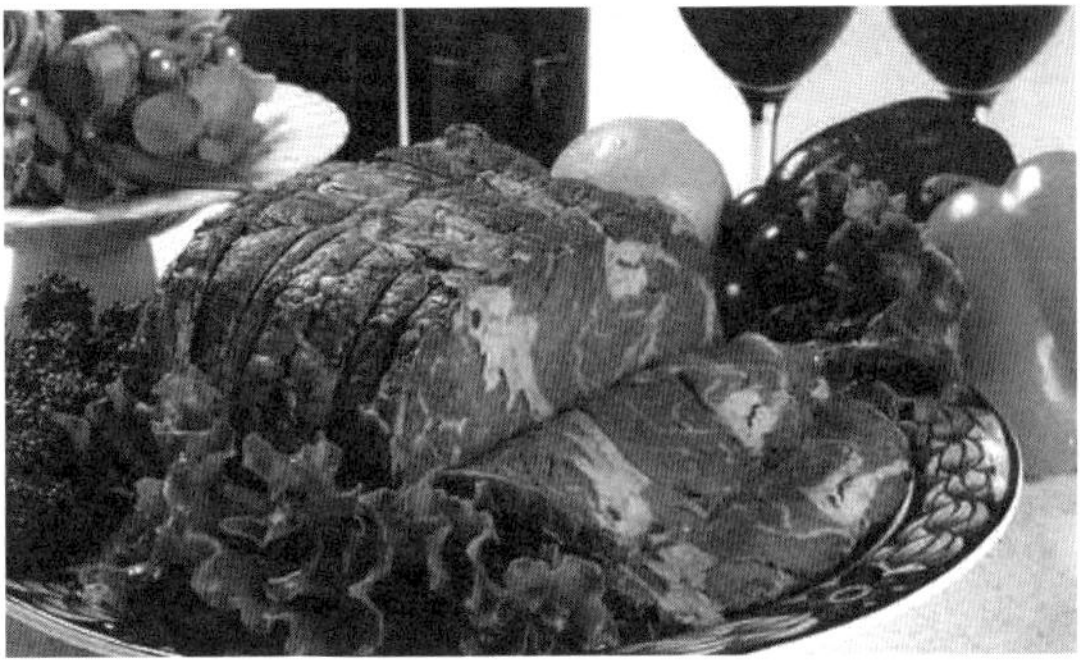

るアルブミン濃度や酵素、それをささえる栄養分を摂り入れるために、ヘモグロビンを保持する必要がある。肉の摂取によるしかないというのだ。

なぜならば、ガン細胞は大量のブドウ糖をエネルギーとして摂り込み、そのために筋肉などにふくまれる糖原生アミノ酸を消費するからだ。ガン患者が筋肉から痩せてしまうのは、じつはこれなのである。したがって肉を摂らないままだと、食事の多くが糖質となってしまい、タンパク質の不足が生じる。ガン細胞との戦いに勝つには、肉を食べて免疫力を回復するしかない。

それに加えて、ガン細胞が好む環境のひとつに貧血状態が挙げられるという。貧血状態になると、酸素をはこぶための鉄分が不足してしまう。その結果、大量の乳酸がつくり出され、ガン細胞が好むアシドーシス（酸性環境）という状態になる。アシドーシスにならないためには、ビタミンB群が必須である。ビタミンB群を摂取するためには、肉類を食べるのが最善の方法となる。

最良のガンの予防策とは、運動能力を絶やさない健康な肉体である。運動による負荷と肉体の疲労回復過程にこそ、血液のめぐりや肉体的な充足感、そしてリラックスが免疫を活性化させる。つまり人間には筋肉が必要なのだ。筋肉とはアミノ酸のことである。

必須アミノ酸でサルコペニアを防げ

高齢者の身体や認知機能が低下して、虚弱になった状態をフレイルという。フレイルは精神的なもの、社会的な孤立、そして身体的な要素から起きるが、このうち筋力量の低下をサルコペニアと呼ぶ。筋力量の高齢化社会を迎えて、サルコペニアは認知症とともに深刻な問題をはらんでいる。いわゆる寝たきり状態である。

日本人のタンパク質摂取は平均すると、70歳以上の男性で76グラム、女性で62グラムを食べている。これは体重1グラムに対して1グラムのタンパク質という基準になる数

赤身肉

値だが、個人差が大きい。無理のない有酸素運動とタンパク質摂取こそ、サルコペニアの防止に必須である。以下、必須アミノ酸についてまとめておく。

わたしたちの肉体は、20種のアミノ酸からできている。身体のなかでつくることができないアミノ酸を、必須アミノ酸という。バリン・イソロイシン・ロイシン・メチオニン・リジン・フェニルアラニン・トリプトファン・スレオニン・ヒスチジンの9種である。

このうち、筋肉をつくるのがバリン・イソロイシンである。バリンは牛と豚のレバー・黒マグロ・プロセスチーズ・豆腐に多くふくまれる。イソロイシンは黒マグロ・豚ロース・鶏卵に多くふくまれる。そして必須アミノ酸の大半において、牛肉と豚肉の摂取が有効であるとされている。やはり肉は食べても良いのだ。

最後に白い肉、鶏肉にも触れておこう。疲労回復に効果があると、胸肉が注目されている。何日も飛びつづける渡り鳥のエネルギーは、いったいどこから来るのか。研究してみたところ、高濃度のイミダペプチドという栄養素が胸の筋肉にあることがわかった。イミダペプチドを摂取すると、血液中でアミノ酸に分解され、疲れがたまりやすい部分の疲労回復を促進するのだという。男女ともにガンとの相関係数はマイナスであり、

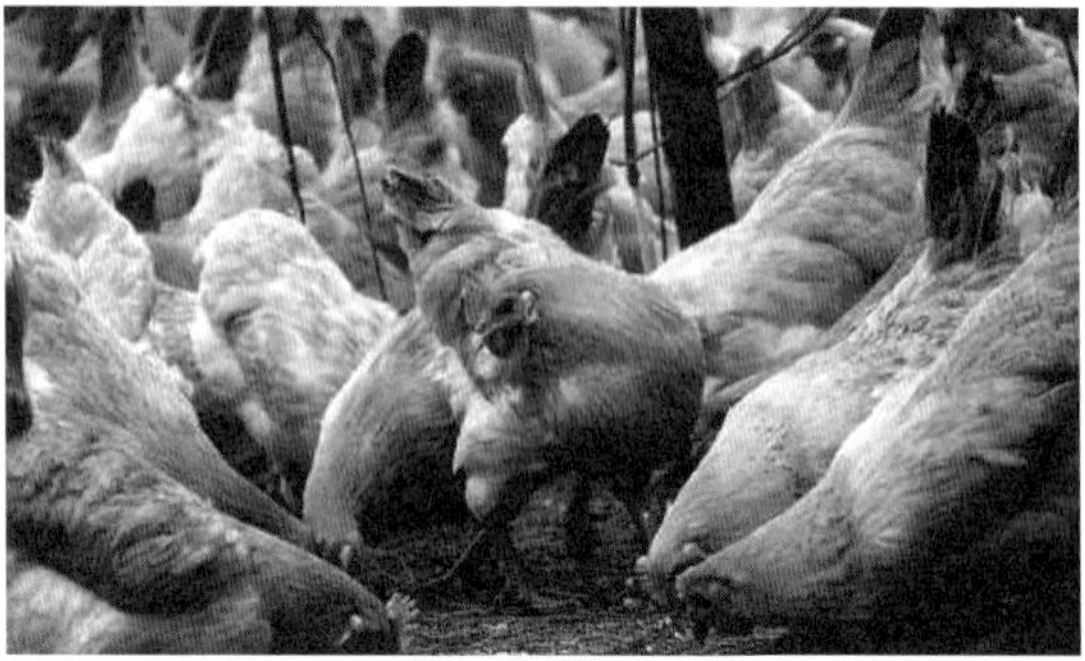

女性においては肝臓ガン・肝内胆管のガンにマイナス0・7203という、ガンを抑制するかもしれない数値があるのにも理由があるようだ。
　鶏の胸肉は安価でもあり、低カロリーなので健康食材といえる。もも肉にくらべてパサパサしているので、調理は味噌に漬け込んだり、チキンカツにするなどの工夫がほしいところだ。

加工肉（ハム・ソーセージ）は危険なのか

――発ガンの危険第一グループに認定される

加工肉（ハム・ソーセージ類）の疫学的なデータは、赤身肉（牛・豚）で見てきたとおりである。ガンとの相関係数では、男性における牛肉のマイナス0・2881に対してマイナス0・0627。女性では牛肉のマイナス0・5130に対して、プラス0・1299と高い。つまり赤身肉を食べるよりも、ガンとの関連性が高いということになるのだ。

2015年にWHOの研究機関が「加工肉を毎日50グラム食べると、大腸ガンのリスクが18パーセント増す」という報告があったとき、赤身肉は毎日100グラムで17パーセントのリスクが増えるというものだったから、やはり大腸ガンとの相関性は高いと言わざるを得ない。

ではそのちがいは何なのだろうか。過熱したり味をつけたり加工することで、ハムやソーセージはそのまま食べられる。あるいはボイルしたり軽く焼くだけで食べることができる。少なくとも動物性タンパク質を焦がすことで生じる、ヘテロサイクリックアミンなどの発ガン物質は避けられる食品のはずではないか。

にもかかわらず、ハムやソーセージなどの加工肉には重大な発ガン因子がある。そう、亜硝酸ナトリウムが発色剤として添加されているからだ。亜硝酸ナトリウムの急性毒性は、0・18〜2・5グラムで中毒死（ヒト）の実例があるそうだ。そしてハムやソーセージにふくまれるアミンに反応して、ニトロソアミンを生成させる。ニトロソアミンは発ガン物質である。代表的なニトロソアミンのN―ニトロソジメチルアミンはとくに発ガン性がつよく、動物実験でも微量で肝臓ガン・腎臓ガンが確認されている。発ガン性を指摘する研究論文は、これまでに800本もあるという。

したがってWHOの研究機関では、赤身肉を発ガン性が高いグループ2に分類しているのに対して、加工肉をグループ1に分類しているのだ。何とそのグループ1とは、アスベストやベンゼンと同じグループなのである。加工肉、恐るべし――。

ではなぜ、ハムやソーセージには亜硝酸ナトリウムが使われているのか。どういう理由で「人に対して発がん性がみとめられる」グループ1に分類されるほどの危険を冒し

ハム・ソーセージ

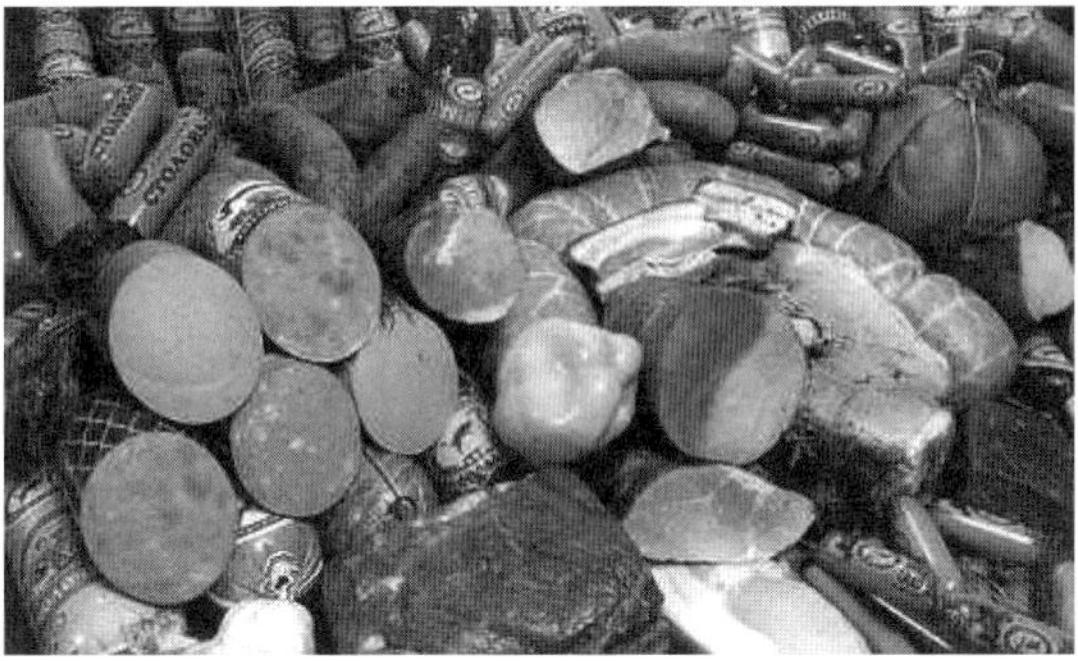

てまで、添加物を入れなければならないのか、である。
　メーカーの言うところを聴こう。発色剤（亜硝酸ナトリウム）を使用する理由として、3つを挙げている（日本ハム）。まず第一に、原料肉の色素を固定して過熱や酸化による褐色化を防ぐ。第二に、原料肉の持っている獣臭さを消し、ハムやソーセージにフレーバー（風味）を与える。第三に、細菌の繁殖を抑える。とくに食中毒菌として知られるボツリヌス菌の増殖抑制効果があるというのだ。発色剤（亜硝酸ナトリウム）を使っていないハムやソーセージは、一般に日持ちしないうえに原料肉の匂いが感じられるとしている。
　危険性については、以下のとおりである。食品添加物の食品の安全基準は、それを一生食べつづけても、少しも害のないものしか許可されていない。その基準とは、国際的

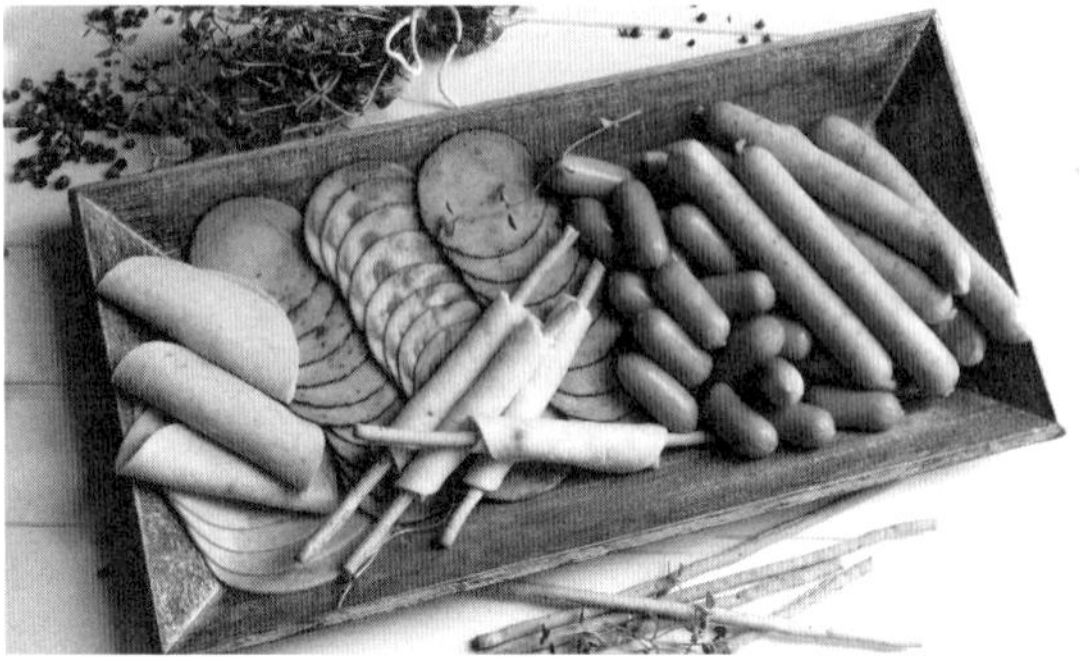

な機関（WHO）が無害とみとめた量の通常の100分の1を、毎日食べつづけても安全な量（1日摂取許容量）としている。亜硝酸ナトリウムについては食品衛生法にもとづき、70ppm（1キログラムに対して、0・07g）という使用基準がある、というものだ。

いっぽう、ソルビン酸カリウム（保存剤）と亜硝酸ナトリウムをいっしょに食べることでの発ガン性が疑われている。ハムやソーセージには保存料としてソルビン酸が、発色剤として亜硝酸ナトリウムがふくまれているのだから、発ガン物質そのものを食べているような気がする。が、その発ガン性の指摘は「通常の使用状況とは異なる極めて限られた条件下で生成することに留意する必要がある」ということだ。※ ソルビン酸も細菌やカビなどの発生を抑制する効果があり、これを使っていない商品には「開封後は、

※内閣府食品安全委員会、2008年

お早めに召し上がってください」との表示があるはずだ。イッキに食べるなら保存剤抜きのものを、明日も食べようと思うのなら保存剤入りのものが「安全」だ。

もうひとつは、結着補強剤として使われているリン酸塩である。結着補強剤がないと、とくにハムはドリップがひどくて食べられない。腸詰のソーセージもパサついて美味しくないはずだ。加熱すると肉にふくまれる水分が出てしまい、パサついた食感になってしまうのだ。そのリン酸塩の危険性については、魚類の練物（おでん・カマボコ）の項目で触れることにしたい。

ハム・ソーセージ

消費が落ちている乳製品

――じっさいの功罪はどうなのか?

肉食と乳製品の普及によって、日本人の寿命が飛躍的に延びたといわれている。一度目は明治維新に洋食が入ってきて、二度目は戦後復興と高度成長による食生活の変化である。昭和30年代の家庭には新聞受けとともに牛乳ビン受けがあって、朝食にはパンと牛乳が欠かせなかった。いま、牛乳配達のすがたを見かけることは少ない。その代わりに、ヤクルトなどの乳酸菌飲料が家庭と職場に配達され、あるいは常備されている。

ところで、発酵乳・乳酸菌飲料のガンとの相関係数は、男性でマイナス0・2008、女性ではプラス0・0589である。とくに男性の肝臓ガンおよび肝内胆管にマイナスの相関性があり、女性でもマイナス0・5162と抑制する相関性があるようだ。乳酸菌は腸内の悪玉菌を善玉菌に変える効果があるとされているが、大腸ガンには際立った相関性はみとめられなかった。

乳製品

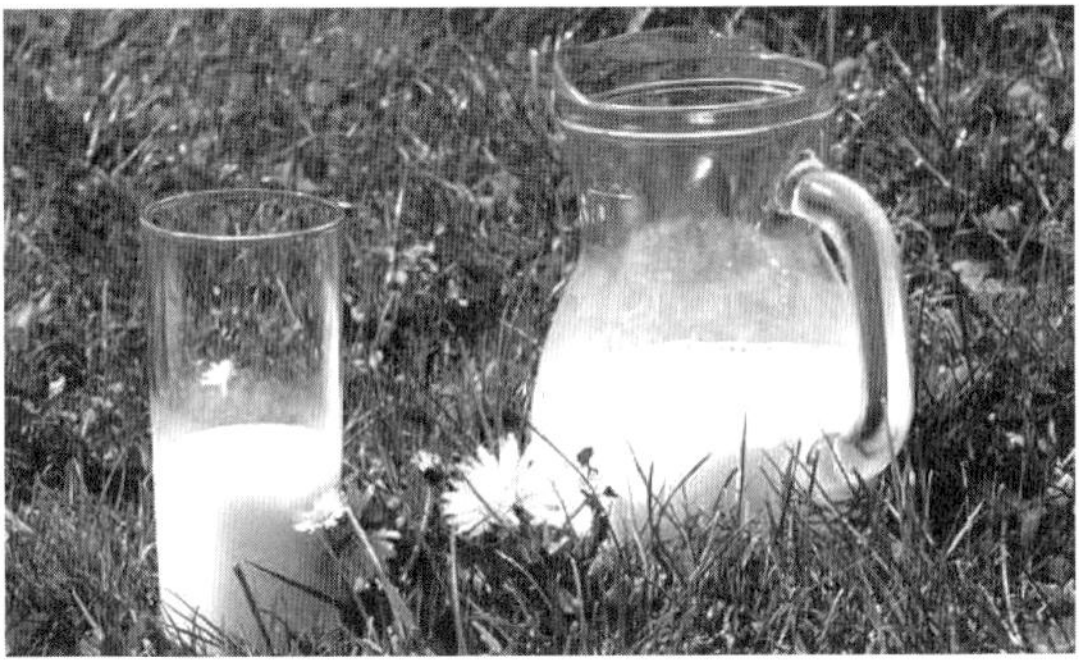

国立がん研究センターの多目的コホート研究では、乳製品をよく摂取するグループで前立腺ガンになりやすいという結果が得られている。対象者4万3000人のうち、329人が前立腺ガンになったが、乳製品・牛乳・ヨーグルトの摂取が最も多いグループが最も少ないグループの1・6倍のリスクがみとめられた。欧米においても、多くの疫学研究で乳製品が前立腺ガンのリスクであることが報告されている。

男性の肝臓に良いらしいが、前立腺ガンのリスクをふくんでいるというのだ。研究者によると、カルシウムの摂取が前立腺ガンのリスクにつながっているとの指摘がある。また、乳製品にふくまれる飽和脂肪酸の摂取がテストステロン濃度を上げることで、前立腺ガンのリスクが上がる可能性が指摘されている※。

※世界ガン研究基金とアメリカガン研究協会による、複数の疫学研究の報告

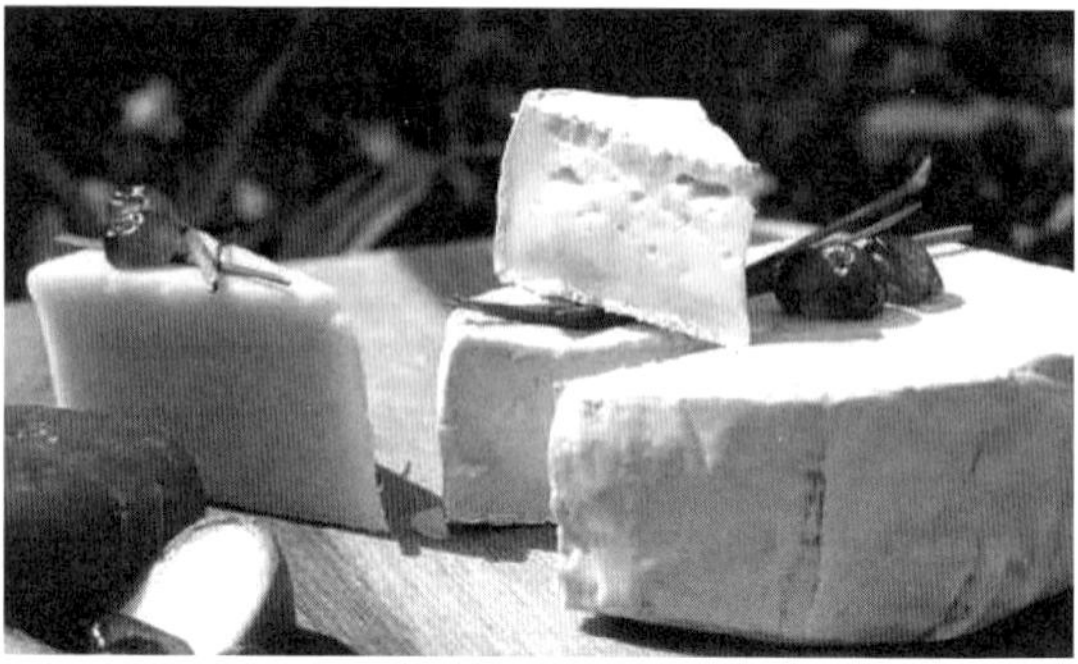

テストステロンとは男性ホルモンで、一般には好戦的・暴力的になるとされている。アドレナリンとともに、スポーツには向いている。成分的にはミリスチン酸、パルミチン酸の摂取量が最も多いグループの前立腺ガンリスクが、少ないグループの1・6倍であった※。

ところで乳酸菌による腸内フローラ（腸内環境）の改善は、このところひろく知られるようになった。ブルガリアのコーカサス地方の人たちが長寿であることは、早くから知られていた。これがヨーグルトの普及をうながしたのは間違いない。

しかし乳製品を摂取する最大のメリットは、カルシウムの補給であろう。人間の身体はほかのどんな食品よりも、乳製品からのカルシウムをよく吸収する。なかでも牛乳は最高のカルシウム供給源である。骨粗鬆症、高血圧、大腸

※国立がん研究センター多目的コホート研究

ガンなどに予防的なはたらきがあるのも間違いない。

30歳までは骨を形成するスピードは、骨が弱まるスピードよりも速いとされている。献立から牛乳を減らしてしまうと、葉もの野菜から摂るしかない。ホウレンソウ・ブロッコリー・ケールなどである。乳製品は控えたほうがいいのか、積極的に摂ったほうがいいのか。カルシウムと鉄分の補給のために、適度に摂るというノーマルな結論以外にない。

鶏卵

――この動物性たんぱく質の王者

モヤシとともに物価の優等生の名を、いまもほしいままにしている。鶏卵、つまりタマゴである。最近、筆者もタマゴかけご飯にハマってしまっている。やわらかく濃厚な風味、ネットリとした食感、そしてご飯に合うマッチングの妙味……。茄子の煮びたしや塩サバ、あるいは魚介類の味噌汁など、日本人に生まれて良かったと思う瞬間は多々あれども、これほどシンプルに充足できる食品はほかにない。

そのタマゴにはメチオニンという、抗酸化作用の高い必須アミノ酸がふくまれているのだ。老廃物を排出し、代謝を高める。カロチノイドという物質にも抗酸化作用がある。そして鶏卵は、食物繊維・ビタミンC以外の栄養素を、すべて備えているのだ。人間が体内で合成できない8種の必須アミノ酸を、バランス良くふくんでいる。加熱しても、その栄養成分はほとんど変わらない。

おでん・カマボコ（魚類の練製品）の危険性

——いま話題の危険な成分、リン酸塩

魚類のすり身はつまり、おでん種・カマボコである。ガンとの相関性は、男性でプラス0・3819、女性でプラス0・3989と、ほとんど気にしなくてもいいと考えられるが、そうでもなかった。男性の直腸S状結腸移行部のガンにプラス0・8732、「胆のうおよびほかの胆道」にプラス0・7555。女性の膀胱ガンにプラス0・7522と高い関連性がみとめられた。

肉の加工品（ハム・ソーセージ）の項目でみたとおり、保存剤のソルビン酸カリウムと亜硝酸ナトリウムを合わせ食べることで、発ガン性が疑われている。もっとも、「通常の使用状況とは異なる極めて限られた条件下で生成することに留意する必要がある※」という報告もあるので、1キログラムに対して0・07グラム（食品衛生法基準）であれば問題はない。

※内閣府食品安全委員会、2008年

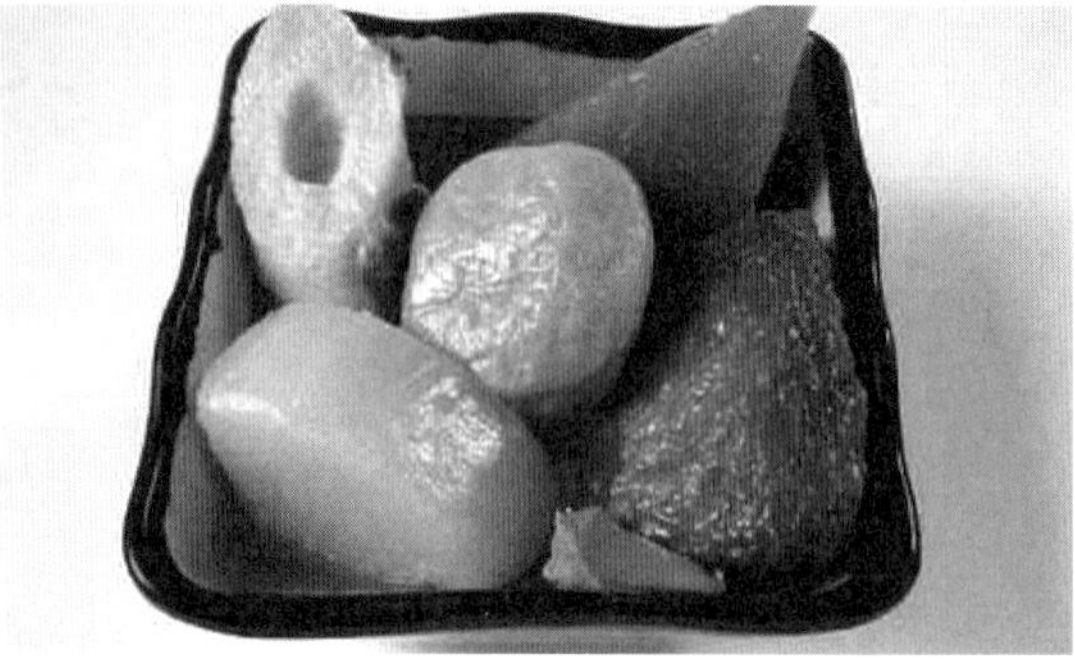

問題なのは、ハム・ソーセージとちがって、おでんの場合は成分表示が明確ではないことだ。とくにコンビニエンスストアの店頭で売られている、バラ売りのおでんは表示のしようがない。そこでスーパーで売られているものから情報を得ていこう。

おでんやカマボコの成分で指摘されるものに、リン酸塩がある。これはハム・ソーセージにも入っている結着剤・膨張剤で、肉の保湿性、プリプリとした食感を出している。おでんやカマボコではPH調整剤として用いられる。このリン酸塩が話題になっているのは、2017年末の『週刊現代』で「血管を詰まらせ、骨が脆くなり、腎臓にもダメージが　危ない添加物『リン酸塩』が入っている食べ物はこれだ」という特集が組まれたからだ。『週刊現代』は大手スーパーにアンケートを発し、セブンイレブンジャパンとファミリーマートは「添加物の削減に努力している」と回答した。イオンリテール（ダイエーも傘下）は「グリーンアイフリーフロム」シリーズのハム・ソーセージ5品目には、リン酸塩を使用していないと回答している。

リン酸の危険性のうち従来から指摘されているのは、リンの過剰摂取によりカルシウムの吸収を阻害するというものだ。添加物としてのリン酸塩に限らず、リンは豆類や魚類にも多くふくまれている。きな粉、しらす干し、焼き海苔などに多くふくまれ、その意味では過剰摂取しそうな成分だ。

おでんによる過剰摂取は、不可能ではないだろうか

国が摂取のめやすとしているのが男性1000ミリグラム（つまり1グラム）、女性800ミリグラムである。そして『国民健康・栄養調査』によると、男性の平均が1063ミリグラム、女性が925グラムとやや上まわっている。それでは、じっさいのハム・ソーセージにどれくらいリン酸塩が入っているのだろうか。データを見つけた

ので記しておこう。ウインナーソーセージ100グラムで162・0±44・7ミリグラムである。魚肉ソーセージでは77・1±7・6ミリグラムである。

いっぽう、日本人の食事摂取基準に定められているリンの「耐容上限量」は、18歳男性・女性で3000ミリリットルとなっている。これは過剰摂取による健康障害のリスクが発生する数値である。つまりウインナーソーセージを1キロ850グラム食べた場合に、過剰摂取による健康障害が生じる可能性があるということにほかならない。魚肉ソーセージでは、3・9キログラム食べることになる。

ハム・ソーセージや魚肉ソーセージをやり玉に挙げるくらいなら、100グラムあたり1000ミリグラムもリンが入っている脱脂粉乳、350グラムで「耐容上限量」に達する、しらす干しのほうが危険ということになるはずだ。以下、きな粉が455グラムでリン3000ミリグラム、焼き海苔は430グラムほどでリン3000ミリグラム、するめは2733グラムほどでリン3000ミリグラムを達成する。焼き海苔なら1枚2・7グラムとして、160枚ほど食べれば危険かもしれない、ということになる。どうです、食ってみますか。

ソルビット

もうひとつ、カマボコやおでん種にはソルビット（ソルビトール）という甘味料（保存料）が入っている。海外では中毒による死亡事故の報告があるようだが、因果関係までは明らかにされていない。日本でも安全な保存料とされ、WHOでも1日の許容量は不要とされている。つまり安全だということだ。

ソルビットは自然の食品にも存在し、バラ科の果物（桃・プラム・リンゴ・ナシ）や昆布にもふくまれている。リンゴの蜜がソルビットである。動物実験（ラット）においても、D−ソルビトールを四世代にわたって10パーセントと15パーセントふくむ餌を与えつづけても異常はあらわれなかったという。ただし、アスパルテーム（人口甘味料）と同じく、下痢などの症例があるようだ。

以上、おでんと大腸ガン、胆のうガン、膀胱ガンの因果関係は、よくわからないというほかない。

煮魚（タイ・カレイ）が危険なのはなぜ？

——魚を食べる醍醐味は、煮詰めた白身の滋味

煮込んで食べる機会が多い、白身魚についてである。秋刀魚や塩サバのように焼け焦げができないのに、危険なガンとの相関係数が出ているのだ。焼いて食べる機会が多い青魚については、食べ合わせのページに書いたので合わせて読んでいただきたい。

脳を活性化するDHA、血液をサラサラにするEPAは青魚（赤身魚）に多くふくまれていることは、ご周知のとおりだが、白身魚にはどんな栄養素があり、なぜガンとの相関性があるのか。

発ガン性との関係があるとしたら、回遊する青魚（アジ・ブリ・サバ・秋刀魚）にくらべて、タイやカレイは湾内や沿岸で獲れる魚である。日本の近海では工場廃水や農薬、化学物質、環境ホルモン、あらゆる化学物質が生物濃縮によって、魚の体内に蓄積しているのではないか。そんなことが考えられる。

煮魚

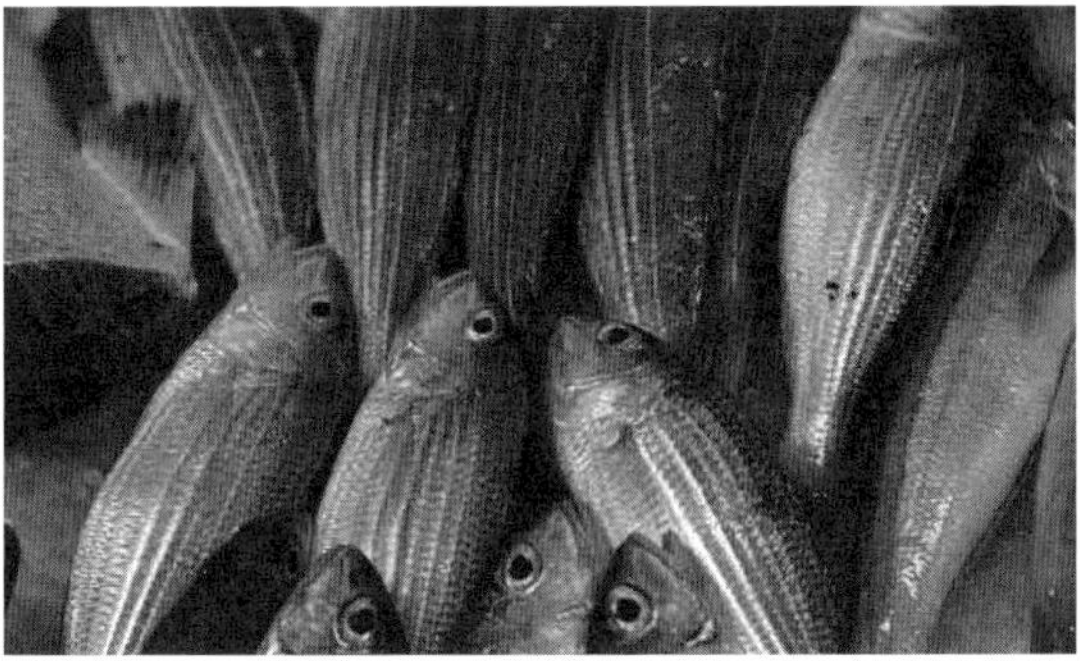

アジ・イワシ類が、男性のガンにマイナス0・2142、女性でマイナス0・2376である。マグロ・カジキ類においては男性がマイナス0・4639、女性でマイナス0・2696なのに対して、タイとカレイ類はプラス0・8438（男性）、プラス0・6838（女性）なのである。右に挙げた化学物質の生物濃縮によるものしか、因子は考えられないのではないだろうか。

タイの赤い皮の色は、エビやカニを食べているからだ。その成分はアスタキサンチンで植物由来の抗酸化作用を持っているとされる。エビやカニが摂った海藻類が栄養の源泉と考えられる。紫外線や脂質過酸化反応から身体をまもってくれる。

急性毒性と慢性毒性

――生活習慣がガンの発生因子になる

健康食品の本というものは、栄養学的な視点から食材をほめることが多い。たとえばチョコレートは発酵食品であり、カカオ由来のポリフェノールや乳酸菌が豊富であると。そのいっぽうでは、チョコレートは危険な食品でもあると指弾される。ふくまれている砂糖の多さから、高血糖や肥満の危険が指摘されるところだ。相反する知見には、いずれも根拠がある。

本書においても、国民健康調査とガン死亡率から相関係数をみちびき、健康食品といわれているトマトや納豆にガンとの相関性があること、ぎゃくに牛肉の摂取でガン抑制の相関係数が得られてもいる。因果関係はトマト缶から発生するビスフェノールAが容疑者だとわかった。女性ホルモンのはたらきを阻害しているのではないかと、犯行疑惑の一端もほの見えてきた。

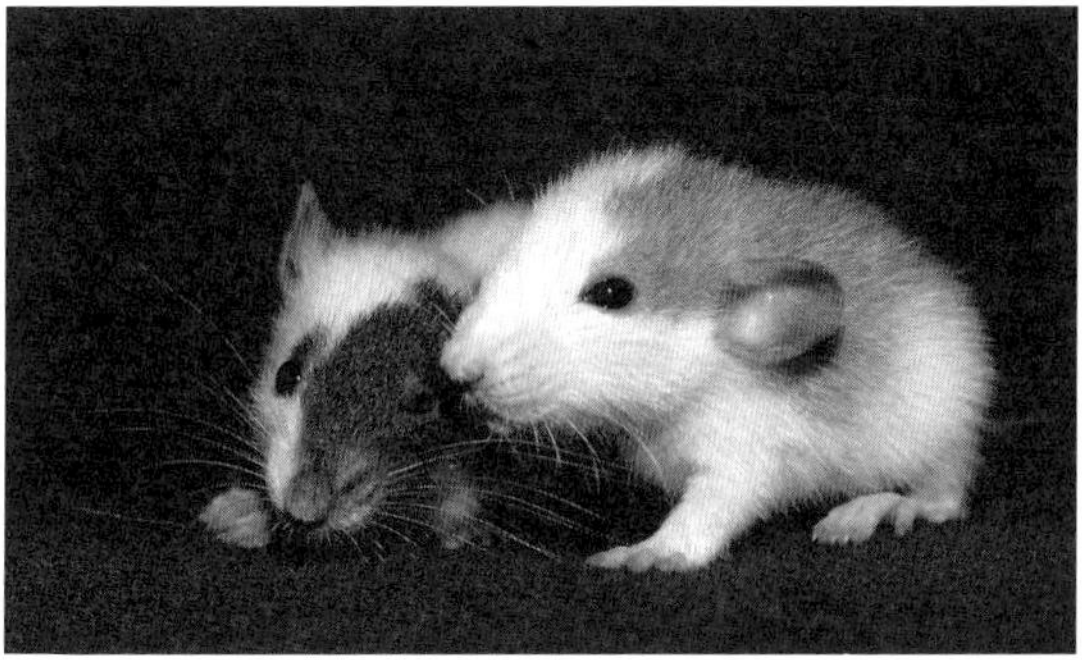

ところで、食品の危険性を指摘するさいに、よく使われる言葉が「急性毒性」である。おもに添加物の危険性を指摘するときに使われる。この「急性毒性」とは何なのだろうか。誤解を恐れずにいえば、あらゆる物質に急性毒性があるのだ。自殺や暗殺によく用いられる青酸カリの致死量は、わずか０・２グラムである。かなり危険な物質である。ボツリヌス菌の毒素の場合、青酸カリの40万分の１が人間の致死量となる。

ではカフェインの致死量はどうだろう。急性毒性試験では、カフェインは３～10グラムとなっている。これをもって、コーヒーや紅茶も危険な液体だと思うだろうか。わずか３グラムで死んでしまうのだから、たしかに危険な気がする。が、カフェインを３グラム摂取するには、コーヒーで75杯、紅茶は１２５杯、コーラでは２００本分に相当するのだ。この分量を1日（24時間）で飲み干せば「死ぬ可能性がある」というものだ。なぁーんだ、そうなのか。ではないだろうか。

急性毒性試験はもちろん、人間を被検体にしたものではない。塩の毒性を例にしてみよう。塩化ナトリウム（食塩）を、ラットに経口もしくは皮膚注射で24時間中、摂取させつづける。本人（ラット）はイヤかもしれないが、無理やり塩化ナトリウムを体内に入れるのだ。飲ませつづけた結果、半数のラットが死んでしまった。これをLD※50値という。正確にいえば、実験用のラットが半数死ぬまで、塩化ナトリウムを飲ませつづけたのである。だから、ラットはかならず死ぬ。殺すのが目的の毒性試験だからだ。

その結果、半数のラットは体重1キログラムあたり、3000ミリグラムで死ぬことがわかった。ゆえに塩化ナトリウムのLD50値は、3000ミリグラム／キログラムということになる。3000ミリグラムとは、3グラムのことである。この数値を人間に置きかえてみると、体重60キログラムの人の場合、180グラム食べれば死ぬ可能性がある、ということになる。

台所のお米の計量カップを手に取ってみよう。だいたい10分の8合で180グラムで

※ Lethal Concentration, 50%

ある。それだけの塩を飲むのは、おそらく無理であろう。わたしには無理だ。醤油ならおよそ１１２５ミリリットル、つまり市販している1リットルの醤油ボトルを、まるごと1本と10分の1飲んでしまう計算になる。間違って飲むことはないと思う。わたしは吐き出すと思う。

ちなみに致死量を摂取すると、嘔吐や下痢、頭痛に発熱のすえに脳浮腫・肺水腫に陥り、やがて呼吸停止にいたるという。

気になるアルコール（エタノール）についても触れておこうか。致死量は３７８〜４５６ミリリットルだとされている。アルコール分40パーセントのウイスキーなら、１１４０ミリリットル。７００ミリリットルのウイスキーボトルが1本と3分の2、飲み干せば死にいたるかもしれない急性アルコール中毒となる。もっとも、アルコールの耐性や分解力は個人差が大きいので一律な基準は設けられない。いずれにしても適正量（水割り3杯）を心がけてほしい。あくまでも、心がけるだけなわけだが――。

急性毒性という怖い言葉の正体が、これで解けたと思う。ラットを殺すための実験で、殺すべく殺しているのだ。合掌。

いっぽう、慢性毒性や亜急性毒性というものがある。急性毒性が1日もしくは2週間ていどの期間であるのに対して、1カ月から3カ月ていどの実験期間なら亜急性毒性（亜慢性毒性）、そして通常6カ月以上の長期にわたって摂取させ、体内に蓄積される毒性を測るのが慢性毒性実験である。じつはここで得られる毒性のほうが、現実性のない急性毒性よりも危険なのである。この実験の場合、生体解剖して臓器への影響を分析する。

生活習慣がガンの発生因子になるという意味でも、慢性毒性を重視したほうが良いだろう。そして最先端で研究されているのが、免疫毒性である。物質の投与や曝露によって、免疫系に影響を及ぼすことで健康被害が発生する。免疫異常を起こすのであれば、事実上ここにガンの因果関係がひそんでいる。一般に新薬の毒性（副作用）の試験として行われているが、ガン抑制物質の発見がここから期待されるところだ。

第3章
美味しく過ごそう

酒は百薬の長である

——日本酒は健康飲料なのか？

日本酒にふくまれる成分が、ガン細胞の動きを抑えるという説がある。１９８３年までの15年間の調査で、日本酒消費量の多い東日本のほうが西日本にくらべて肝硬変・肝臓ガンによる死亡率が低いという結果が出ているのだ。

この調査を行った滝澤行雄秋田大学名誉教授によれば、その後の調査で日本酒を飲んでいる人は、肝硬変による死亡の危険がきわめて低い結果が得られたという。肝臓ガンでも同様の結果が得られたとしている。酒を飲むと肝臓をやられるのではなかったのか？　ここでも常識がくつがえされようとしている。

じつは肝臓ガンと日本酒の相関性に、これを裏づける数値があった。男性の肝臓ガンにおいて、マイナス０・５６４９というガン抑制の相関係数があるのだ。女性もマイナス０・５００１５である、どうやら滝澤教授の研究は正鵠を得ているようだ。

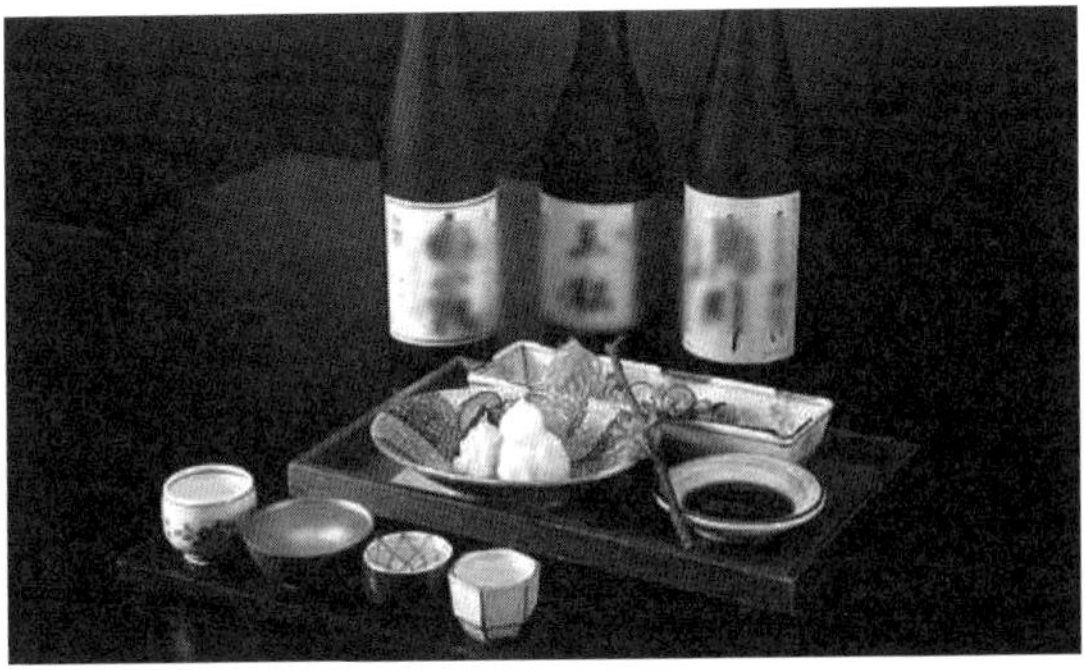

さらに相関性の疫学データをひろげてみていこう。日本酒は女性において、中枢神経系の腫瘍にマイナス0・7332と抑制する相関係数がみとめられた。男性においてはつよい相関性はみとめられない。これらは日本酒のガン抑制効果を裏づけることになるのだろうか？　もちろん悪い相関性も出ている。男性の胃ガンにプラス0・8120、女性でもプラス0・7539である。ワインのポリフェノールが健康に良いのはつとに知られるところだが、特筆するような数字ではなかった。

アミノ酸がガンを殺す

滝澤教授によると、日本酒から抽出したアミノ酸を5段階の濃度に調整して、膀胱ガン・前立腺ガン・子宮頸ガンの細胞に添加してみたところ、ガン細胞の増殖を抑制する作用がみられたという。すごい♪　64倍まで薄めた場合は、ガン細胞の90パーセント以上が凝縮もしくは壊死した。ウイスキーやブランデーで得られた成分で同じ実験をしたが、日本酒で得られたガン細胞の増殖抑制はみられなかったという。

さらに日本酒にアルコールを加えると、ガン細胞抑制の効果は3分の1ほどに低下している。つまり日本酒中の微量成分（アミノ酸・糖類）に効果があると考えられるのだ。以上は動物実験の結果だが、人体でも同じことが起こるのだろうか。

その答えは、国立がん研究センターで行われた結果から得られた。全国から選ばれた健康な成人26万5０００人を16年間にわたって調査したところ、毎日飲酒しているグループが非飲酒グループよりも胃ガン・大腸ガンのリスクが低いことが明らかになっている。40歳以上の13万人を対象にした文部省（当時）のガン研究コホート※においても、毎日飲酒しているグループのほうが非飲酒者のグループよりもガン（全ガン・胃ガン・肺ガン・肝内胆管ガン）死亡者が少ない結果が得られている。

どうやら、酒が百薬の長ということわざは本物らしい。滝澤教授によれば、休肝日を

※1987〜1992年

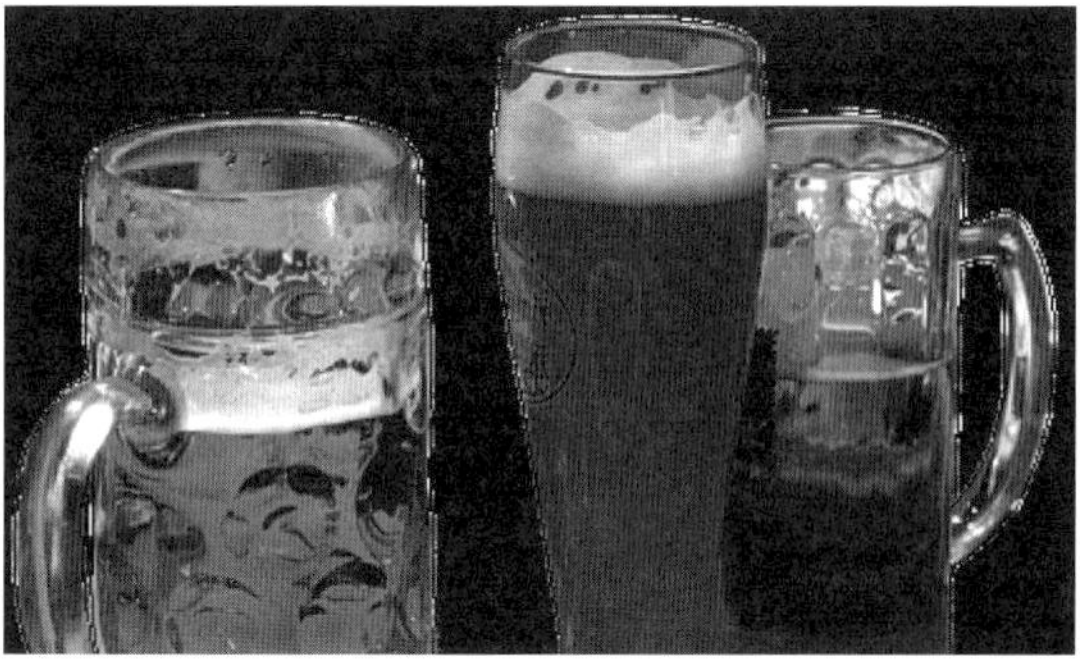

設ける必要はないという。ただし、適量をまもった場合であることを心に留め置く必要がある。アルコール40グラム（危険値）以内にするには、日本酒なら２合まで、ビール２本、ウイスキーは水割り３杯。まぁ、そのくらいは飲ませてほしい。

ちなみに、赤身肉の項目で紹介したビールによるガンの抑制だが、男性の皮膚ガンについて、マイナス０・７２３６、女性もマイナス０・６２６２の相関係数がみとめられた。ビール、飲むべし。

肝臓ガンよりも大腸ガン？

右に挙げた良い実験結果だけでは、人体とガンの謎にはなかなか到達できないであろう。国立国際医療研究センターの研究グループによると、20万人を対象にした飲酒による大腸ガン（結腸・直腸）のリスクが、男女ともに適度の飲酒でも上がるという結果が出ている。こちらは日本酒限定ではなく、純アルコールに換算しての結果である。

男性では1日23〜45・9グラムで2・0倍、46〜68・9グラムで2・0倍、69〜91・9グラムで2・2倍、92グラム以上では3倍となった。92グラムとは、40度のウイスキーで230ミリリットル、700のスタンダードボトルで3分の1ということになる。アルコール15パーセントの日本酒なら613ミリリットル、一升瓶3分の1以上である。ちなみにビール500ミリリットルを晩酌に、300ミリリットルの吟醸酒であき足らず、ウイスキー3分の1を空けている筆者など、もう論外ということになる。

ただし、アルコールの代謝にかかわる遺伝子変異や大腸ガンの関連性は明確ではないという。アルコールから生成されるアセトアルデヒドが、葉酸などの吸収を阻害しているのではないかと考えられる。葉酸はビタミンB群の一種で、細胞の合成や修復に深くかかわっている。とはいえ、葉酸をたくさん摂取しても大腸ガンのリスクが低減するわけでもないようだ。煙草と肺ガンの因果関係ほどは、アルコールと大腸ガンの関係は明確ではないのだ。

どうすればアルコールの害を低減できるか

アルコールが体内に入ると、酵素によりアセトアルデヒドという毒性のつよい物質に分解される。アルコールを分解する酵素が少ない人は軽いアルコール中毒に陥る。二度と飲みたいと思わなくなるのであろう。「あ、わたし、お酒ダメなんです」となる。

アセトアルデヒドは最終的に水と二酸化炭素に分解されることで、身体の外に排出される。この過程で頭痛や吐気、だるさで苦しむのが二日酔いというわけである。血中のアルコールを分解し、そこで生成するアセトアルデヒドを分解するには、水を多めに摂ることで中和する必要がある。

ところで、酒を飲むというのは酒の味を楽しむのであろうか、それとも酩酊（致酔）を楽しんでいるのだろうか。おそらく両方であろう。大人数で飲むときは、楽しい雰囲気を享受するのかもしれないし、少人数で語らいながら飲むのも会話をはずませるためのアイテムなのかもしれない。独り酒というものもある。本を読みながら、あるいはスポーツ観戦やドラマを観ながら。そうしてくると、酔わないための工夫や努力は、何か無駄のような気がしてくる。それでも二日酔いの不快を思うと、飲み方に工夫があってもいいのだろう。いくつか紹介しておこう。

牛乳や乳製品を事前に飲むことで、胃壁を保護する方法がある。アルコールの吸収をおだやかにする作用もあるようだ。オクラや山芋、納豆などのネバネバ系のおつまみがあれば、やはり胃の粘膜を保護できる。アルコール代謝を助ける食材では、肉や魚、チーズ、豆類などのタンパク質が良い。つまり居酒屋の料理は酒の肴として、アルコールの分解に適しているというわけだ。野菜のビタミンC、ナッツ類にふくまれるビタミンEもアルコール代謝を助けるはたらきがある。ウコンにふくまれるクルクミンは胆汁の分泌をうながし、肝臓全体の解毒作用を高めるとされている。

もうひとつ、酒を飲んでいるときに水を飲むことだ。気の利いた居酒屋は、水分を補給してくださいと水を出してくれることがある。アルコールの分解過程で大量の水が必要とされるため、身体は脱水状態に陥りがちなのだ。酔っぱらって帰って「水をくれ」、「お

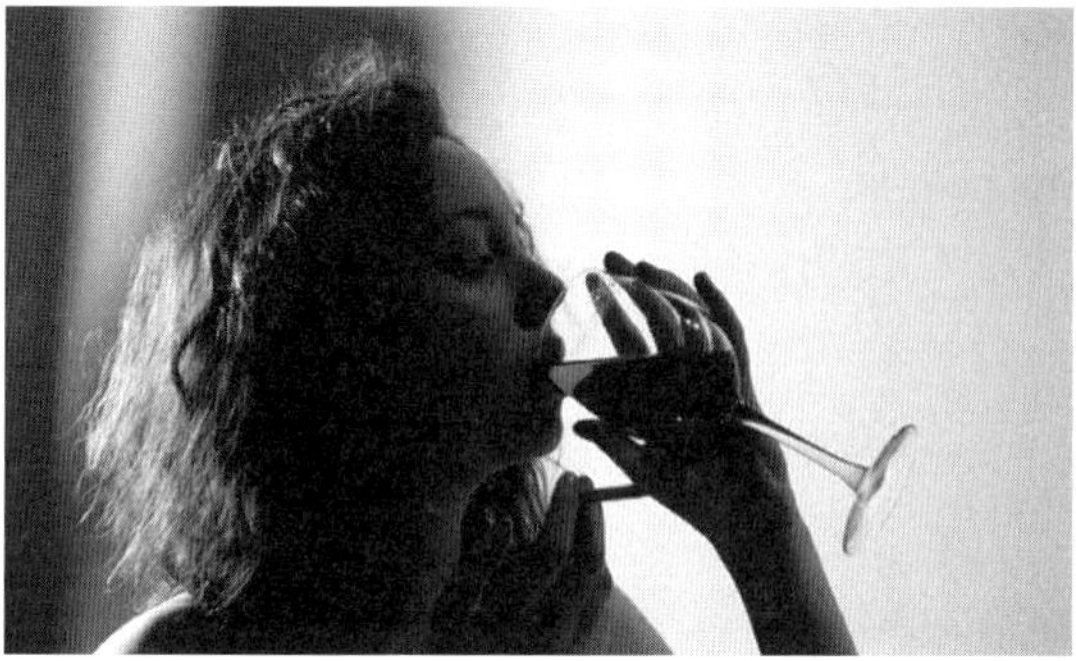

水ちょうだい」となるのは、水分がなくなっているからだ。
　シジミ汁が肝臓の解毒作用を助けるのは知られているとおり、レモンや梅干しにふくまれるクエン酸は、アルコール分解でエネルギー不足になった身体に、ふたたびエネルギーを生み出すはたらきがある。迎え酒は禁物らしい。迎え酒がアルコール依存症への入口だというが、本物のアルコール依存症はつねに飲んでいないと頭が痛くなるらしい。
　じっさいに克服した方から伺った話だが、頭痛に耐えられないから軽いアルコール（酎杯やビールなど）を常飲するのだという。また寝酒というのも、かえって熟睡をさまたげるようだ。しかし、やめられない。

煎餅とアラレを食べて、健康な生活を！

——米の加工品で、男性は皮膚ガン・肝臓および肝内胆管ガンの予防に

前立腺ガンと子宮ガン・乳ガンは、性差のもたらすものだが、男女でガンの部位がまったく別のものになる食品は少なくない。米の加工品、つまり煎餅やアラレでは、明らかなちがいが出ている。男性の皮膚ガンではマイナス０・７１４８だが、女性はマイナス０・４６５４とガンを抑制する相関係数が低い。男性の肝臓および肝内胆管ガンではマイナス０・６５４８だが、女性はマイナス０・１８７０にすぎない。ガン全体でみると、米は男性でマイナス０・２５４１、女性のほうがマイナス０・４４０８とガンを抑制する相関性がつよい。米の加工品は、男性がマイナス０・４１５８、女性がマイナス０・３８０３と、やはりガンを抑制する相関性があるのだ。

そもそも米は炭水化物・糖分のかたまりではなかったのか。ここから右の数値への疑問を出発させよう。ビタミンＥ（０・15ミリグラム）・ビタミンＢ１（０・12ミリグラム）・

ビタミンＢ２（０・03ミリグラム）・ビタミンＢ６（０・18ミリグラム）・ナイアシン（１・８ミリグラム）・葉酸（18マイクログラム）・パントテン酸（０・99ミリグラム）・ビオチン（２・１マイクログラム）。これらの数字は１５０グラムあたりのお米のビタミン含有量である。

ミネラルはどうだろう。

ナトリウム（１・５ミリグラム）・カリウム（１３２・０ミリグラム）・カルシウム（７・５ミリグラム）・マグネシウム（34・５ミリグラム）・リン（１４１・０ミリグラム）・鉄（１・２ミリグラム）・亜鉛（２・１ミリグラム）・銅（０・33ミリグラム）・マンガン（１・２ミリグラム）・セレン（３・０マイクログラム）・モリブデン（１０３・０ミリグラム）。

ビタミン、ミネラルともに１食分に必要な数値に達するものは少ないが、副菜があることを考えれば十分な数値だと思う。リンや鉄は１食分のめやすの３分の１ほど、亜鉛は３分の１をこえている。銅・マンガンでは１食分のめやすを上まわり、モリブデンにいたっては必要量を大きく凌駕している。さすがは日本の主食である。

だがこれだけを見ると、なぜ米の加工品がガン抑制に相関性があるのか、よくわからない。最近では糖質制限ダイエットの効果から、米を敬遠する人が増えている。ランチタイムにもライスを少な目とか、ライスそのものを忌避する傾向があるという。

そこでくわしく調べてみたところ、お米の糖質それ自体に免疫力を高める成分があることがわかった。それはリポ多糖と総称される糖質である。リポポリサッカライド（LPS）とも呼ばれ、免疫活性がうたわれている成分だ。

免疫活性のメカニズムについて、再確認しておこう。ウイルスや病原菌が体内に入ったとき、マクロファージなどの免疫細胞が敵か味方かを判別し、異物なら攻撃して排除する。変異細胞やガン細胞も、免疫細胞が退治してくれるのだ。その免疫細胞を活性化するのが、リポポリサッカライドをはじめとする多糖体なのである。

ただし、この多糖体は白米や精白した米粉には微量しかない。そう、たいせつなのは栄養素は米の糠の部分にふくまれているということだ。多糖体はワカメやメカブ、ホウレンソウ、レンコン、アシタバ、大豆、小麦などにもふくまれるが、皮の部分に多いのである。したがって、得られた結論は糠をふくんだ加工方法の煎餅が良い、ということである。そういう商品を開発していただきたいものだ。

全粒粉のパンは健康食品だった

――パンが危険らしい

総務省統計局の家計調査※によれば、米の年間購入額2万5394円に対して、パンは2万9230円と米を上まわっている。とくに朝食などで「時間がないときに早く食べられる」「食器を洗う手間がない」という理由が多いようだ。パン食はすでに、われわれ日本人のなかに根をおろした食生活だといえよう。

そのパン食にこのところ、危険だという指摘が多くなっている。

まず、グルテンが良くないのだという。グルテン化するとよく言われるのは、お好み焼き粉や天ぷら粉を水とまぜ合わせて粘りが出てくる、あれである。グルテン化する前に焼き始めろとか、グルテン化させないでザックリとした状態で揚げろ、とアドバイスされることが多いのではないだろうか。小麦粉を溶いたときの粘り気がグルテンなのである。じつはグルテン化しているからこそ、パンはふっくらとして粘りのある旨味を持っ

※2013～2015年

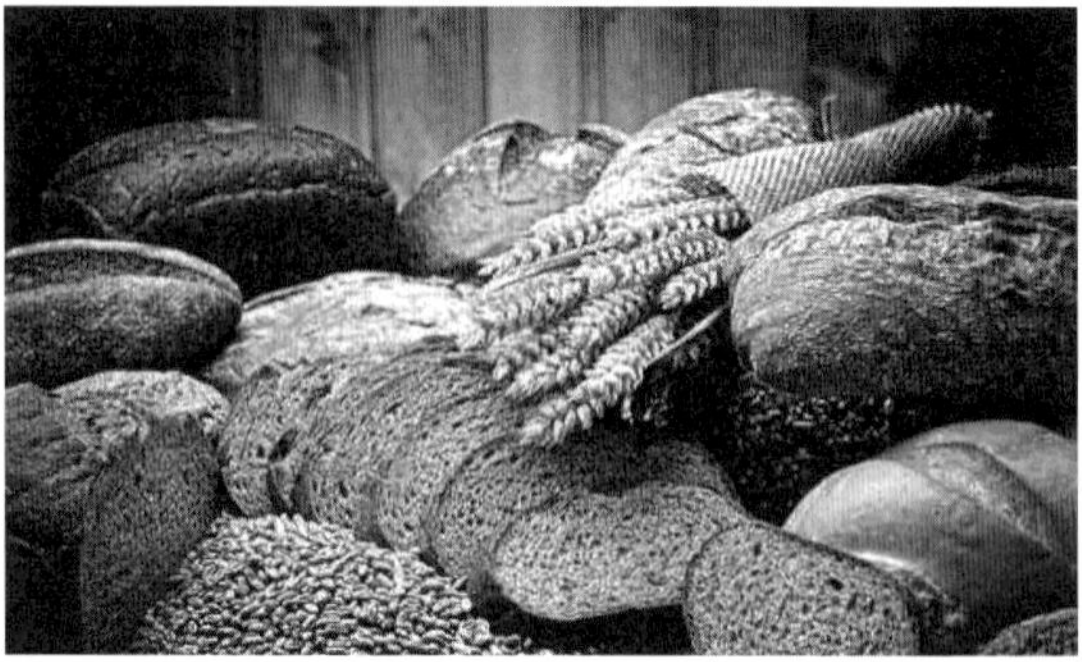

ているのだ。成分はタンパク質である。このグルテンにアレルギーを起こす人は少なくない。グルテンを消化できないセリアック病もあるが、これもアレルギー性で遺伝性のつよい病気である。

トランス脂肪酸はどうだろうか。ショートニングやマーガリンに多くふくまれる成分で、ＬＤＬコレステロールを増加させる。心臓疾患の原因とされている。アメリカでは２０１８年までに、トランス脂肪酸の使用を原則禁止にするほどである。日本人はそこまで摂取量が多くないので、いまのところ措置は講じられていない。

もうひとつは、糖化最終残留物※、ＡＧＥｓと略される物質である。食品としては肉、バター、一部の野菜にＡＧＥｓがふくまれ、調理のさい、揚げる、ローストする、焼くなどの水を使わない調理法で大きく増加する。茹でる、煮

※ Advanced Glycation End Products

る、蒸す、電子レンジ加熱するなどの場合は比較的増えない。パンの場合は焦げ目にAGEsが発生するのだ。糖尿病、アテローム性動脈硬化症、慢性腎不全、アルツハイマー型認知症などの変性疾患を悪化させると言われる。糖尿病の血管合併症の原因ともされる。活性酸素による細胞障害を加速し、機能を変化させるという。どうやらパンは危険そうだ。

全粒粉のパンを探せ！

本書はあくまでも、美食とガンの相関性にこだわりたい。パン食とガンとの関連は、例によって相関係数から入ろう。男女ともに「胆のう」および、「ほかの胆道の悪性新生物」を低減する相関性で「パン」が高い数値をしめした（男性マイナス０・７１４３、女性マイナス０・７７０８）。どうやら、相関係数でみたかぎりでは、パン食はガンの抑制になりそうだ。

ところが女性においては、「小麦・加工品」が、気管・気管支および肺の悪性新生物

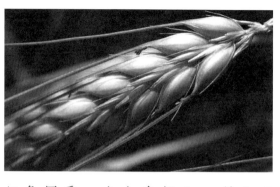

でプラス0・8335と高い数値をしめしている。どうもよくわからないが、これが相関係数のおもしろいところだ。

パン食が危険だという指摘は、本当に的を射ているのだろうか。戦後日本はGHQによる食糧支援で、飢餓を乗り切ってきた。だがそこには、米食からパン食へと日本人の食生活を切り替える、アメリカ穀物メジャーの陰謀があったとされている。もちろん米食推進派の見解だが、わたしたちの食生活の変化を言いあてている。

じつは、そのアメリカにおいてパン食の弊害と、それを乗りこえる試みがなされていたのである。以下はアメリカ国立ガン研究所のレポートによる。78万人にも及ぶ調査対象をもとに、1日に70グラムの全粒粉を食べたグループに、20パーセント以上も大腸ガン死亡率の低減がみられた

パン

のである。

　そう、全粒粉とは精白する前の小麦である。精製された小麦は95パーセントもの食物繊維とビタミンEを消失する。栄養素やミネラルもうしなわれるという。栄養のないデンプンとなった小麦粉は、血糖値を急速に上げるばかりか、肥満の原因となる。糖質による肥満である。高血糖値と肥満が何をもたらすかは、言うまでもないだろう。

　いっぽう、全粒粉には豊富な食物繊維とビタミン、ミネラルがふくまれている。腸にもやさしく腸内フローラを改善し、下痢や慢性の便秘を改善するとされている。

　お米の項目でも触れたが、穀物の栄養価は皮にこそやどる。野菜・根菜類も酵素は皮にふくまれている。皮を食べろ、である。だが、全粒粉のパンを売っている店はほとんどない。ネット通販で散見されるていどなのだ。パン屋さん、もっとつくってほしい。

ポリフェノールとは何なのか？

——5000種以上もある、じつは身近な成分

画期的な研究が発表されたのは、1992年のことだった。フランス人科学者のセルジュ・レヌーによって、赤ワインに豊富にふくまれるポリフェノールを摂ると、動脈硬化や脳梗塞を防ぐ酵素が活性化するという説が打ち出されたのだ。レヌーによれば、ベルギー・フランス・スイスの人々は、ほかのヨーロッパ諸国の人々よりも肉類やフォアグラなどの動物性脂肪を多く食べているにもかかわらず、心臓病の死亡率が低いというものだ。ワインをたくさん飲めば、ポリフェノール効果があるとされている。

だが、このポリフェノールという物質は、ものすごく広義な概念をふくんでいる。化学構造の芳香族化合物置換上に、ヒドロキシ基を有する有機化合物がフェノール類であり、そのうち複数のヒドロキシ基を持つものをポリフェノールと呼ぶ。ほとんどの植物にふくまれ、その数は5000種以上に及ぶといわれている。光合成によってできる植

物の色素や苦味成分であり、細胞の活性化をうながすものなのだ。その多くは外部からの有毒物を無毒化するはたらきがあり、植物が持っている免疫といってよい。したがって、葉の表皮や種子に多くふくまれる。光合成によって色素を持つので、葡萄の表皮を取り除いてつくられる白ワインには、あまりふくまれていないのだ。

代表的なものを挙げておこう。ワインやお茶にふくまれるカテキンやタンニン、ブルーベリーなどにふくまれるアントシアニン、蕎麦にふくまれるルチン、大豆にふくまれるイソフラボン。フェノール酸の一種のクロロゲン酸はコーヒーやゴボウに多くふくまれ、代謝を促進する。イチゴにふくまれるのはエラグ酸で、美肌効果があるとされる。ゴマにふくまれるリグナンはセサミンをふくみ、抗酸化物質として知られる。ウコンにふくまれているのはクルクミン、クマリンは桜の葉やシナモン、パセリなどにふくまれている。じつに身近である。ほとんどの植物にふくまれていると言ってもいいのだ。

ポリフェノールは熱につよいが、酸化しやすい特徴を持っている。そして体内に蓄積されにくい。じっさいの効果のほどは、お茶のカテキンだと1日10杯ほどで抗酸化作用が確認できるという。ふつうの食生活でも得られるのだから、あまり強調するものではないのかもしれない。

ポリフェノール

女はコーヒーを、男はお茶を飲め

――リラクゼーションのひとときが、生命をつむぐティータイム

ガンが発生するメカニズムは、遺伝子の損傷から変異細胞が生まれ、それがガン細胞に変わるものだ。若くて健康な人でも、1日に3000個の変異細胞が発生しているという。変異細胞とはガン細胞の卵みたいなものだ。その変異細胞に対して、ナチュラルキラー細胞やT細胞といった免疫系の細胞が攻撃を加えることで、わたしたちの身体は正常に機能しているのだ。

おおよそ37兆2000個といわれる全身の細胞に、免疫細胞は数億個といわれている。数万人あたりにひとりの警備員をかねた医師が備えられているという比喩は、わかりにくいだろうか。毎日、3000人もあらわれる犯罪者予備軍を、5億人の警察官が取り締まっているといえば、頼もしく感じられるかもしれない。

ところがこの免疫細胞は、精神的なストレスや肉体的な疲労に弱いのだ。そしてつぎ

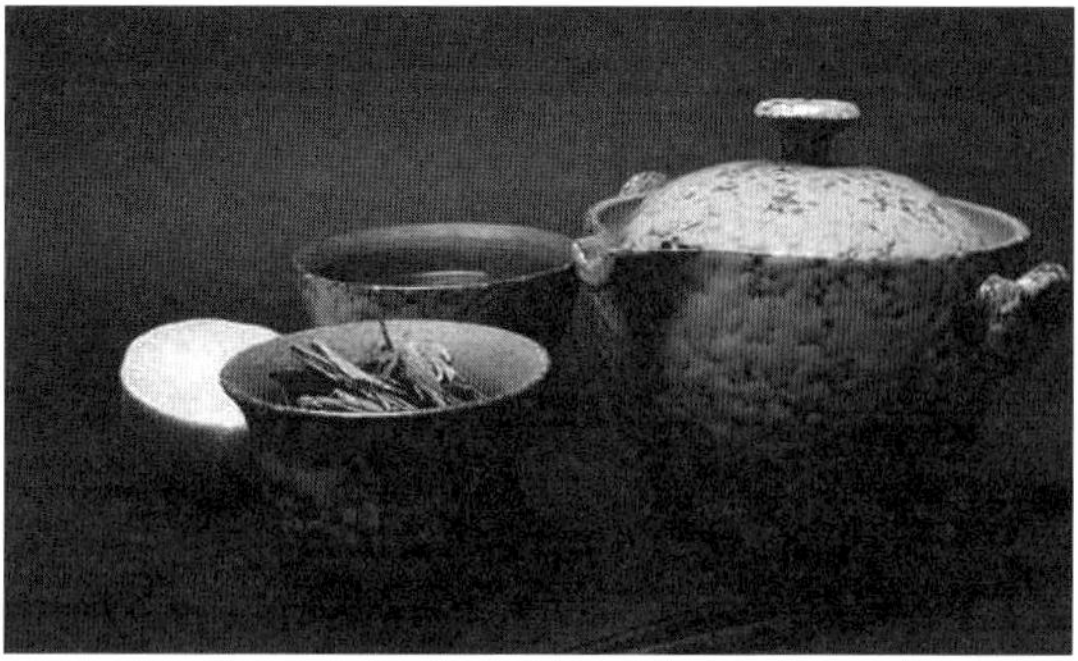

の５つのキーワードが免疫低下の原因になる。加齢・ストレス・運動不足による筋力の低下（基礎代謝の低下）・睡眠不足（自律神経の変調）・食生活（栄養の偏り）である。このうち加齢以外は生活習慣であって、きょうから変えることができる。

仕事を中断して、１日に何度かリラックスできる時間をつくろう。それがガン抑制のティータイムだ。お茶をしながらリラックスできる時間をつくる。これはたぶん、わたしたちの生活のなかでいちばんラクな健康方法ではないだろうか。

相関係数をしめしておこう。女性では「コーヒー・ココア」が、その他の悪性新生物（主要なガン以外）に対してマイナス０・７３２８（男性はマイナス０・４４８４）である。男性では「お茶」が膵臓の悪性新生物にマイナス０・

7314（女性はプラス0・2063）という数値である。

ガン全体では、男性がお茶でマイナス0・6795、コーヒー・ココアでプラス0・2185。女性はお茶でマイナス0・5900、コーヒー・ココアでマイナス0・2146となった。

なぜか、男性はお茶が有効で、女性はコーヒー・ココアということになる。じっさいの嗜好性では、男女が逆のような気もするが、データがあるわけではない。

メリットを裏づけるコホート研究も

コホート研究（特定の集団を一定期間追跡調査）では、男女10万人を対象に10年間にわたって調べたところ、肝臓ガンのリスクを100とした場合にコーヒーを飲む人のリスクは52だった。3〜4杯飲む人は48、5杯以上飲む人は24と、明らかに効果がみられたという。

肝臓ガンのほかにも、女性では、子宮体ガンと大腸ガンに抑制効果がみとめられている。ただし、男性ではコーヒーの量によるガン発生率の差はみとめられていない。男性

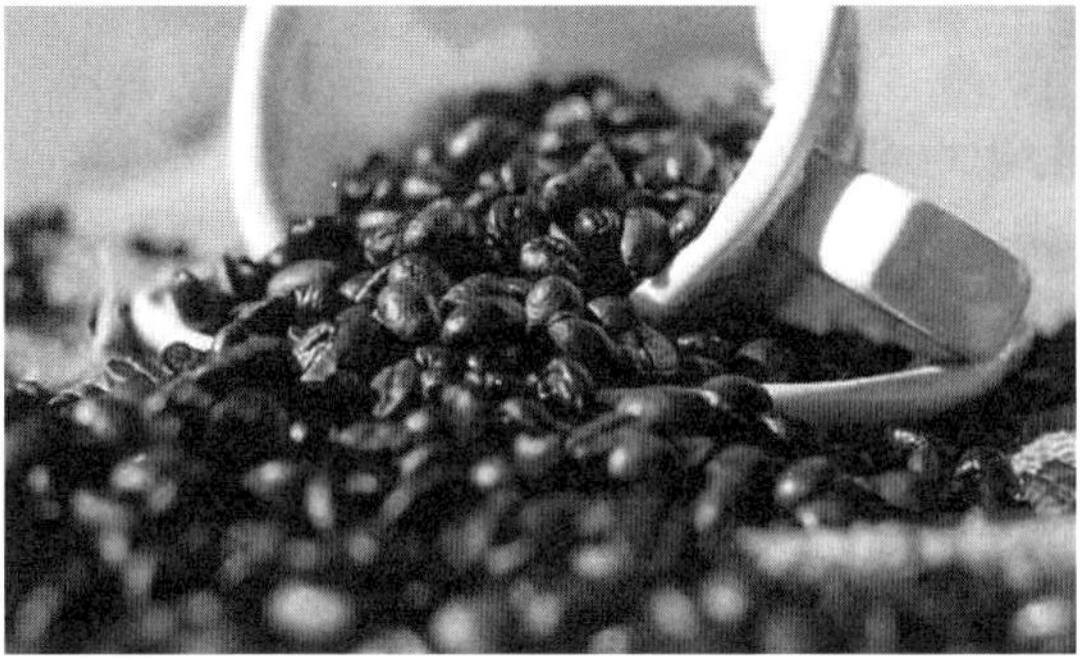

に飲酒や喫煙習慣のある人が多いからではないかと、調査した医師は分析している。いずれにしても、右に挙げた相関係数の裏づけとなるコホート研究があることになる。

コーヒーによるガン抑制のメカニズムは、じつはよくわかっていない。カギになるのは、コーヒーにふくまれるクロロゲン酸というフェノール化合物ではないかと指摘されている。

クロロゲン酸には血糖の吸収を抑えるはたらきがあり、結果的に膵臓から分泌されるインシュリンの量が減少する。インシュリンには腫瘍を増殖させるはたらきもあるので、ガンが増殖する機会を減らすことにつながる、という仮説である。また、コーヒーにふくまれるカフェインも脂肪を燃焼させるので、インシュリンを低減させるという。

女性の胃ガン、男性の前立腺ガンに抑制効果あり

緑茶の成分で頼りになりそうなのは、読者諸賢もご承知のとおりカテキンというポリフェノールである。国立がん研究センターが実施した多目的コホート研究（9万人が対象）によると、かなり明確な結果が出ている。

女性で毎日5杯以上飲むグループでは、胃ガンのリスクが3割低く、胃の下部3分の2にかぎると、リスクは半分になっている。しかしながら、男性においては顕著なちがいはみられなかった。やはり喫茶が喫煙をともなうことが多いので、その影響ではないかと考えられる。

男性には40歳～69歳の5万人を対象にした、11年間と14年間にわたる追跡調査の朗報がある。前立腺ガンについてである。

緑茶を1日あたり5杯以上飲むグループでは、1日1杯未満のグループと比較して、ほかの臓器に浸潤・転移していくリスクが、5割も低減するという結果が出たのだ。緑

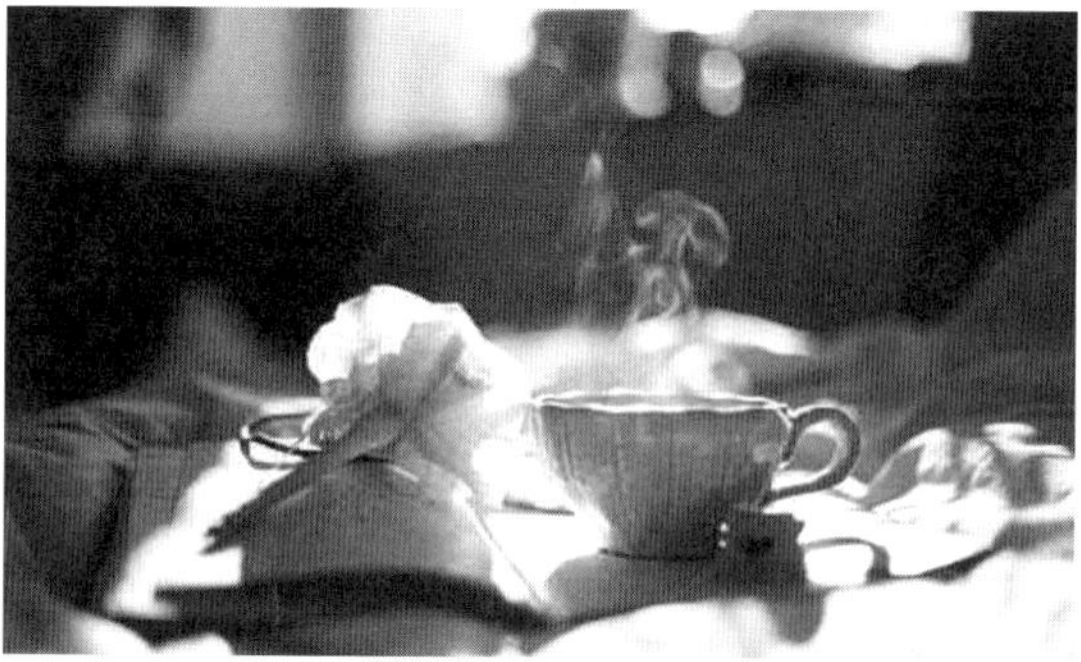

茶にふくまれるカテキンに、ガン細胞が組織に染み込んでいくのを防ぐはたらきがあること、ガンが転移していくときにあらわれるＭＭＰ－２という物質を抑制するからだと考えられる。

また、カテキンにはテストステロンなどの男性ホルモンの受容を抑えるはたらきがあるので、性ホルモンが関与する前立腺ガンを抑えるのではないかと考えられる。

頼りなさそうなキュウリが、なぜガンを減らすのか

――見た目はつよさを感じさせないのに、頼もしいやつ

目立たない選手が、思いがけない活躍をすることもある。地味な脇役というか、主役にはなれない控えの選手だったはずなのに、しぶい仕事をして勝利の立役者になることも。キュウリはそういう選手なのである。

キュウリは悪性リンパ腫に対してマイナス0・7233。女性の悪性リンパ腫もマイナス0・7249である。野菜類の全体で男性マイナス0・35441、女性0・1538なので、悪性リンパ腫には秀でた相関性があることになる。と数字を挙げても、すぐには納得しかねるのではないだろうか。

見るからに頼りなさそうで、栄養価が感じられない。キュウリの成分は90パーセントが水で、ほとんどサラダの添え物にしかみえない、ような気がする。食べ物としても、金山寺味噌にささえられて、はじめて「もろきゅう」として主役になれるような食材な

のだから——。

だが、調べてみるとそうではなかった。ビタミンA、ビタミンB群、ビタミンC、カルシウム、カリウム、鉄などのミネラル、食物繊維をバランスよくふくんでいるのだ。

キュウリの栄養素のうち、βカロテンが活性酸素を抑制するのは知られているところだ。ガンの発生を防ぐばかりか、皮膚や粘膜、目の網膜を健康に保つのに欠かせない。免疫を活性化し、細菌やウイルスから身体をまもることにつながる。

注目をあびるホスホリパーゼ

最近になってホスホリパーゼという脂肪分解酵素が発見され、食品栄養学では俄然注目されるようになっている。ホスホリパーゼは細胞膜を構成するリン脂質を壊し、脂肪を分解するはたらきがある。すりおろして食べると、細胞膜が壊れて酵素の作用が増えるとされている。キュウリをおろして食べるのはしかし、やってみたがあまり美味しくない。

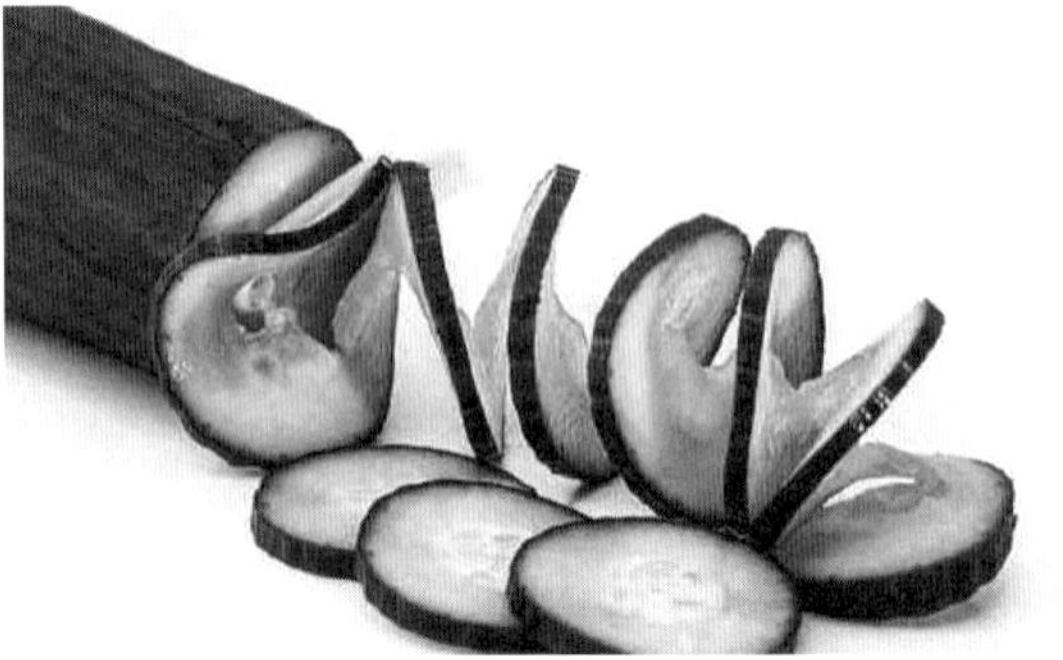

また、キュウリにはピラジンという成分がある。青臭さの正体はこいつなのだが、血栓を防止し、脳梗塞や心筋梗塞の予防に効果があるとされている。へたに近い皮にはクоколクルビタシンという成分があり、ガン細胞の増殖を抑制するはたらきがあるといわれている。

そしてキュウリにふくまれている水分は、ただものではないそうだ。粒子がこまかく、血流をスムーズにして身体のすみずみまで栄養を行きとどかせる。カリウムが血液中の塩分濃度をさげるので、高血圧を防止して熱を冷ます効果があるというわけだ。

最後に利尿効果を挙げておこう。水分を摂り過ぎたり身体にむくみがあるときは、余分な水分を排泄してくれるようだ。

モヤシ

もっとモヤシを食べよう

――安くて豊富な栄養価

頼りなさそうという意味では、キュウリよりも力がなさそうに感じられるのがモヤシです。モヤシっ子というではありませんか。

だがモヤシには、意外な力が秘められているのだ。疲労回復に効果があるアスパラギン酸、血圧を下げる効果のあるカリウム、発ガン物質を抑制し免疫力を高めるビタミンC、新陳代謝をうながすビタミンB、そして豊富な食物繊維である。

そのいっぽうで、１００グラムあたり20キロカロリーしかない低カロリー食材なのである。ダイエット食品といってさしつかえないだろう。しかも安い。室内栽培であるために天候の変化に左右されず、スーパーで18円〜40円といった価格で年中買える。

種類が３つあるのはご存知だろうか。大豆モヤシ・緑豆モヤシ・ブラックマッペの３種である。このうち、カリウム・ビタミンＢ・食物繊維を多くふくんでいるのは大豆モヤシで、ほかの2種の2倍ほど多いとされている。ブラックマッペはビタミンCが豊富だ。

やっぱりタマネギは優良食材だ

――血液サラサラ、血圧の降下作用、発ガン抑制作用、疲労回復

このパワーを感じさせる食材が、身体に悪かろうはずがない。そう思っていたところ、やはり身体にいいという結果が得られた。

ガンとの相関係数は、女性の口唇・口腔および咽頭でマイナス０・７３３９である。ただし、男性ではマイナス０・１００９であった。

タマネギにはケルセチンが多くふくまれており、抗酸化作用、抗炎症作用、抗動脈硬化作用、脳血管疾患の予防、抗腫瘍効果、降圧作用、つよい血管弛緩作用などが報告されている。血液をサラサラにするには、タマネギの日常的な摂取がいちばんである。

栄養素としては、ビタミンB６であろう。肉などのタンパク質といっしょに食べることで、タンパク質を吸収しやすい環境をつくってくれる。

タマネギを切って涙が出るのは、アリルプロピオンという催涙物質が原因なのだが、

タマネギ

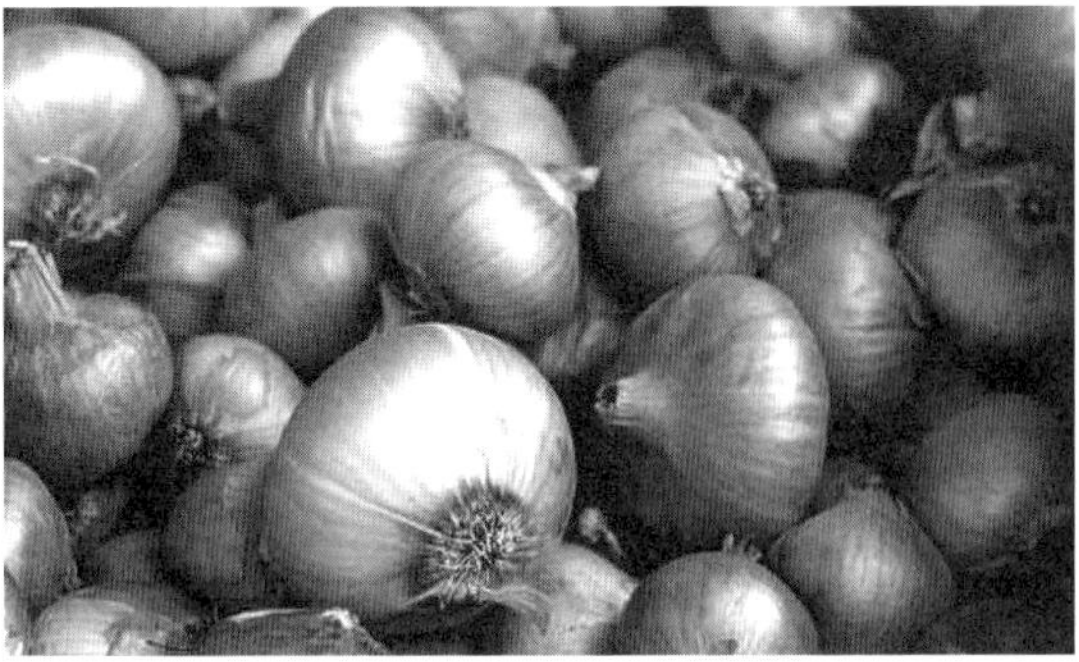

そのなかに硫化アリルという硫黄化合物がふくまれている。この硫化アリルに、発ガン抑制の作用があると注目されているのだ。すなわち、硫化アリルには正常細胞を酸化する活性酸素を除去する抗酸化作用があり、発ガン物質を無毒化する作用があるのではないかといわれている。

また、タマネギを包丁で刻むと、ミロシナーゼという酵素がはたらくため、二次的にイソチオシアネートと呼ばれる物質が生成する。このイソチオシアネートもまた、抗ガン成分として注目されているのだ。

実験では、加工食品中に存在するベンゾピレンやニトロソアミン、カビからつくられるアフラトキシンなどの発ガン物質によるガンの活動を、イソチオシアネートが効果的に抑えることができたという結果が確認されている。

生食が最適なタマネギ

ガンの抑制には万能の食品と思われるタマネギだが、ビタミンCやセレンなどの成分が熱に弱いので、煮込んだりするとあまり効能が得られなくなる。トロトロと煮込めば甘い出汁が出るタマネギはしかし、本来の能力は生食に限られるようである。

タマネギの起源は諸説あるが、ペルシャ（現在のイラン）あたりだとするのが定説である。紀元前にさかのぼるという。エジプトのピラミッドをつくる労働者たちに配られていた記録があるので、当時から疲労回復のエネルギー源だと知られていたのだろう。日本に伝わったのは遅くて、明治以降である。馴染みのない食材だったうえに生では食べにくかったので、一般家庭にはなかなか普及しなかったようだ。コレラが流行ったときに、タマネギがコレラに効くという噂がひろがりイッキに売れるようになった。

黄色いタマネギが一般的に、季節を通じて販売されているものだ。水分が少なく、長期保存に向いている。冷暗所で保存すれば、1カ月は平気だ。

タマネギ

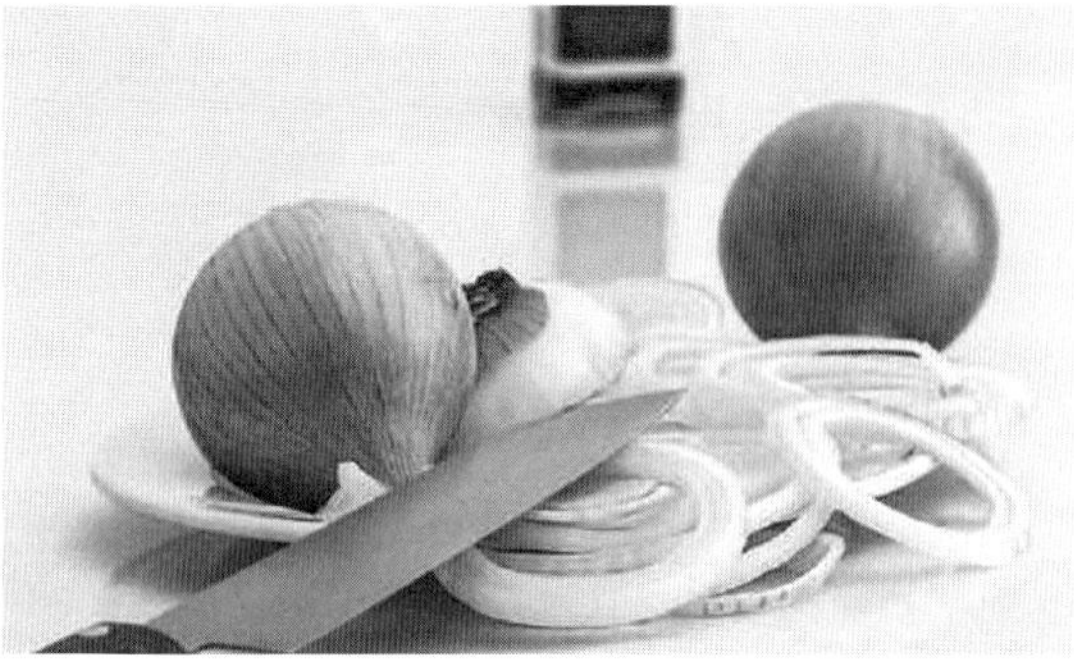

赤タマネギ（やや紫色）は辛味が少なく、サラダにそのまま使える。白タマネギは皮も身も白く、甘味があって生食に向く。

新タマネギは、黄色タマネギを春先に早めに収穫したものだ。辛味が少なく、これも生食に向いている。

第4章

ガンを寄せつけない食卓

これだけは食べろ、ガン抑制の王者たち

――身近な野菜でガンを抑制する

よく「何を食べればガンにならないのですか?」と質問されることがある。緑黄色野菜を中心に動物性タンパク質もバランス良く、何でも食べればよい。と答えるしかない。そうではあっても健康のためにこれを摂ればよい、これが決め手だから意識して食べよう。これがガン抑制の王者だ、という野菜類を教えてくれないかとみなさんおっしゃる。そのことで精神的な安堵がストレスを軽減できて、生き生きとした日常があればガンは抑制できるのかもしれない。そこで選りすぐりの抗酸化作用・ガン抑制効果を持っている野菜軍団・魚たちを編成してみた。調理法と合わせてお読みください。

ニンニク

アメリカ国立ガン研究所が作成した「デザイナーフーズ・ピラミッド」の最上位に位

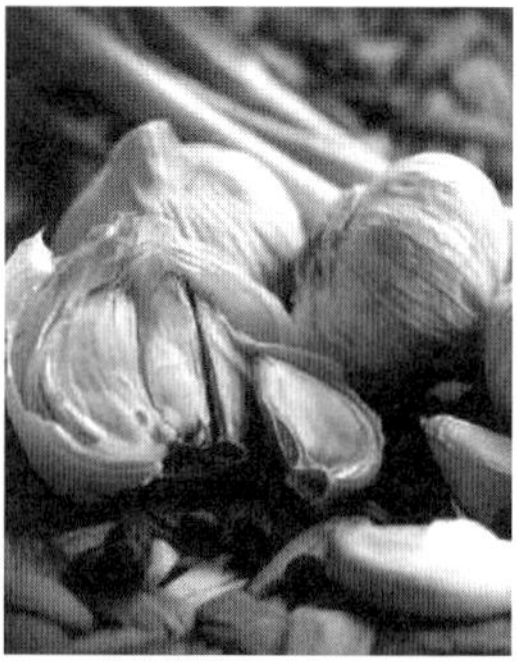

置するのがニンニクである。キングオブフーズたるゆえんをひも解いていこう。

ニンニクの香り成分であるアリシンはつよい殺菌力を持ち、免疫力アップに効果を発揮する。ビタミンB1の吸収を助け、ビタミンB1と結びつくことで、アリチアミンという物質になるのだ。このアリチアミンが疲労回復に効果を発揮するのである。また、ニンニクのビタミンB6は免疫機能を正常に保つことで、ガンの抑制につながるとされている。まさにガン抑制の王者である。

調理法には注意が必要だ。アリシンはニンニクの細胞が壊れることで、アリイン分解酵素アリナーゼと反応して生成する。したがって、みじん切りにしたり、すりおろすことで量も多くなる。香りを出すために刻むことで、免疫活性・抗酸化作用が得られるというわけだ。そのいっぽうで切ったままにしておくと、アリシンはどんどん飛んでしまう。調理の直前に切って、手早く炒めるのが良い。食べ過ぎには要注意である。胃腸を荒らすケースがあるようだ。1日に2カケラぐらいが適量か。

しょうが

イタリア料理の基本は、ニンニクでオリーブオイルを香りづけするアーリオオーリオである。唐辛子を加えて、パスタのペペロンチーノとなる。これに対して中華料理の基本は、ニンニクとしょうがで胡麻油を香りづけするところから始まる。しょうがにはジンゲロールとショウガオールという成分があり、強力な殺菌力と抗酸化作用がある。適度な辛味で発汗作用もあり、古くから風邪や咳、胃腸病に良いとされてきたのには理由がある。

やはりニンニクと同じで、これらの成分は空気に触れると減少してしまう。そして薬効成分は皮に多くふくまれているので、皮は剥かずにすりおろすのがいいだろう。ニンニクの食べ過ぎが胃腸を荒らすのに対して、しょうがは胃腸をはじめとする内臓の機能を高めるとされている。カリウム・鉄・銅なども豊富にふくみ、ニンニクと甲乙つけがたいガン抑制食品の王者である。

ネギ

ニンニクと同じく、アリシンが豊富にふくまれている。ネギ特有のあの匂いがアリシンである。ビタミンＢ１と結びついて、アリチアミンとなって疲労回復に効果があるのは前述したとおり。アリシンは水に溶けやすいうえに、加熱すると減少する。できれば生のまま薬味として使いたい。ビタミンＣも豊富だが、こちらも短時間で調理する必要がある。

いっぽう、血液サラサラ効果をねらうならば、ネギを切ったらそのまま15分ほど置いておく。その間に酸素反応がすすんで血液サラサラ効果が出てくるので、生のままいただく。そして緑の部分を食べよう。緑の部分が多い葉ネギには粘膜をつよくするβカロテンとビタミンＣが豊富で、新鮮なうちにネットリとした部分を生で食したい。

ホウレンソウ

緑黄色野菜の王様といえるのが、ホウレンソウである。

その成分は、免疫力を高めるβカロテン・ビタミンＢ１・ビタミンＢ２・ビタミンＣ・

ビタミンE・ビタミンK・鉄・カリウム・銅・マンガン・葉酸。緑黄色野菜のすべてを相手にしても、ホウレンソウだけで足りるといわれるほどだ。鉄分が豊富なうえに、鉄分の吸収を良くするビタミンCも豊富なことから、最強のパワー野菜とされている。

ところが、その偉大なホウレンソウにシュウ酸と硝酸態窒素がふくまれていることは、あまり知られていない。じつは硝酸態窒素は発ガン物質なのである。シュウ酸は結石の一因ともなる。露地もののホウレンソウの持っているアクが、シュウ酸の正体である。

シュウ酸と硝酸態窒素を除去するためには、数秒間でもいいから茹でて、炒めものなり和えものなりに調理すればよい。水に晒しておくのもよい。茹でて食べるのは熱湯に10秒から15秒ほどで、青々と鮮やかな色合いになったらオーケーだ。サラダホウレンソウとして売られているものには、シュウ酸は少ないので生食に向いている。根元にはマンガンがふくまれているので、甘味のあるところも食べてほしい。

ニンジン

ホウレンソウが緑色の王様なら、ニンジンは赤い野菜の王様ということになる。

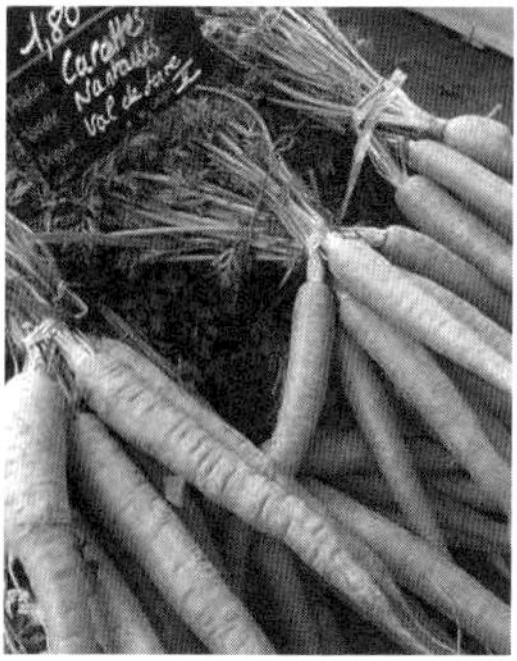

βカロテンは身体のなかでビタミンAに変わり、鼻や喉の粘膜をつよくし、全身の皮膚を強靱にする。粘膜のつよさが、細菌やウイルスの浸入を防ぐのです。さらにはビタミンCとビタミンEが相互に作用して、つよい抗酸化作用を発揮する。よってもって、ガンや動脈硬化を抑制する免疫力が得られるのだ。

最近注目されているのは、ニンジンの皮にある酵素であろう。野菜の多くは土壌の栄養を吸収するとともに、毒素を分解して栄養素を摂り入れる。したがって、つよい酵素が皮の部分にあるのだ。皮を剥いて調理するよりも、皮がついたままのほうがよろしい。けれども残留農薬が怖いので、信頼できる無農薬ニンジンがあればと思う。

調理法は煮たり生で食べるよりも、油で炒めたほうがカロテンの吸収がよくなる。野菜炒めやヤキソバに千切りしたものを入れるとよい。保存も利くので、つねに冷蔵庫に1本。

あしたば

免疫学にくわしい医者が、よく勧める野菜である。葉を摘んでも明日には芽が出ている、といわれるほど生命力がつよい。あしたばを常食している人は、ガン・糖尿病・高血圧などになりにくいというデータがあるようだ。茎を折ると黄色い汁が出てくるが、これがガンを予防するカルコンという成分で、肺ガンや大腸ガンに抑制効果がある。クマリンという成分にも、抗酸化・解毒作用があるとされている。ビタミン類も豊富なので、ぜひとも食卓に迎えたい野菜のひとつだ。

ピーマン

ビタミンCの含有量がすばらしい。野菜のなかではチャンピオンクラスだろう。しかもピーマンのビタミンCは熱につよい特性を持っているのだ。炒めものに最適というわけで、ピーマンの濃い緑は野菜炒めの彩りに持ってこいだ。蕎麦にもふくまれているルチン（ビタミンP）も多く、血管をしなやかにすることで動脈硬化の抑制になる。

赤ピーマンはピーマンが熟したもの。赤い色素にはカプサンチン（ファイトケミカル）

があり、つよい抗酸化作用があるとされている。

キャベツ

最近の研究で、キャベツなどの淡色野菜の汁に白血球を活性化し、腫瘍壊死因子（TNF）の分泌をふやすはたらきがあることがわかってきた。白血球は血液中の抗体であり、サイトカインという微量タンパク質を分泌する。その一種であるTNFの分泌を促進するというわけだ。キャベツにふくまれるイソチオシアネートは、発ガン物質のはたらきを抑える効果があるとされている。ペルオキシダーゼという成分もガンの抑制効果があるとされている。

わたしたちにとって最もポピュラーな野菜だが、特筆しておくべきはキャベツにしかないとされるビタミンUであろう。別名キャベジンである。胃の粘膜を修復するはたらきがある。ビタミンUは加熱すると溶け出てしまうので、千切りにして生食がいいだろう。煮て食べたいのなら、煮汁もいっしょにいただくか、スープにするのが良い。外側の青い葉には、硝酸塩があるので、1～2枚を剥いてから調理すること。切ってから水にさらすと、ビタミンCが溶け出てしまうので、洗ってから切るほうが良い。

ブロッコリー

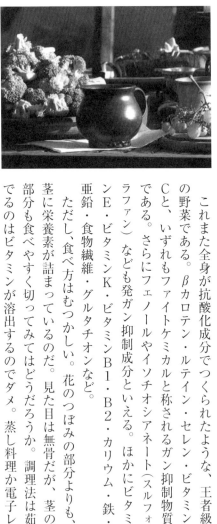

これまた全身が抗酸化成分でつくられたような、王者級の野菜である。βカロテン・ルテイン・セレン・ビタミンCと、いずれもファイトケミカルと称されるガン抑制物質である。さらにフェノールやイソチオシアネート(スルフォラファン)なども発ガン抑制成分といえる。ほかにビタミンE・ビタミンK・ビタミンB1・B2・カリウム・鉄・亜鉛・食物繊維・グルタチオンなど。

ただし、食べ方はむつかしい。花のつぼみの部分よりも、茎に栄養素が詰まっているのだ。見た目は無骨だが、茎の部分も食べやすく切ってみてはどうだろうか。調理法は茹でるのはビタミンが溶出するのでダメ。蒸し料理か電子レンジで蒸すのが良い。揚げる、炒めるもいいだろう。

ブロッコリースプラウト

ブロッコリーの新芽として、栄養が凝縮した食材として注目されてきた。えんどう豆の豆苗《とうみょう》なども安く売られるようになったが、ブロッコリースプラウトの付加価値が高いのは、スルフォラファンの含有量が多いからである。じつにブロッコリーの50倍とも１００倍ともいわれている。このスルフォラファンには強力な抗酸化作用があり、ガン細胞の活動を抑える酵素を活性化させると考えられている。

ビタミン類をそのまま摂取するには生食が良い。冬場は冷蔵庫に入れずに保管すれば、新芽が再生するので経済的だ。

ナス

ナスの紫色の皮には、ナスニンと呼ばれるアントシアニンの一種がふくまれている。つよい抗酸化作用があり、血中の悪玉コレステロール値を下げ、血圧を下げる効果がある。白血球のマクロファージを活性化し、ガンの発生を抑える効果もみとめられている。紫色の主張のつよさは、伊達ではなかったということになる。

えぐみのもとであるクロロゲン酸もポリフェノールの一種で、これも抗酸化とガン抑制作用がある。よく料理レシピには、ナスを水にさらしてえぐみを取るとされているが、これはダメだ。クロロゲン酸が溶け出てしまうのだ。油をたっぷり吸うので、炒め物には向かないように思えるが、そうではない。油を吸わせることで、ナスニンを美味しさとともに閉じ込めてしまえるのだ。グルタミン酸もふくまれているので、焼くと旨味が増す。

ゴマ

セサミン効果というキャッチが流行っている。有害物質を解毒する作用があることで知られ、コレステロール値を下げる効果もある。たとえば胡麻油がほかの食用油とちがって酸化しないのは、セサミンやセサミノール（総称してゴマリグナン）のはたらきによるものだ。抗酸化作用があり、老化を防ぐといわれているのはこれだ。

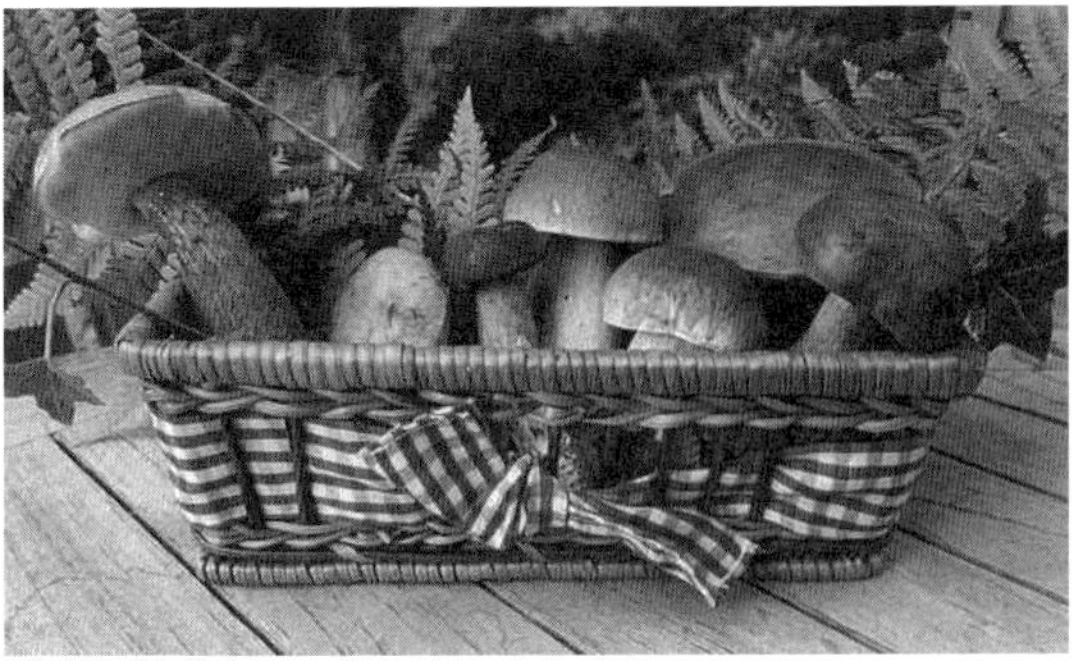

ただし、これも知られているようにゴマの表皮は硬く、消化されないまま排出される。すりゴマにして食べるのが良い。

キノコ類（菌類）

ひとくくりにして申しわけないが、キノコ類の菌が乳ガンの発症リスクを低減する報告は多い。キノコにはβグルカンと呼ばれる多糖類があり、人体の免疫機能を高める効果がある。マクロファージやナチュラルキラー細胞、T細胞を活性化させるのだ。キノコの成分が抗ガン剤にもなっているほどだ。

粒ぞろいのラインナップなので、個別にみてゆこう。シイタケからは抗ガン作用のあるレシチンが抽出され、アガリクス（ヒメマツタケ）は健康食品として一世を風靡したが、料理の食材とはいえない。サルノコシカケ、カワラタケ、カバノアナタケ（チャーガマッシュルーム）なども、これからガン抑制効果が期待される素材だが、わたしたちの日常的な食材ではない。

いますぐにでも買えるのは、シイタケ、マイタケ、マッシュルーム、シメジあたりではないだろうか。このうちマイタケにはアポトーシス（ガン細胞死）という作用があり、乳ガンの免疫系を刺激することがわかっている。

海苔（藻類）

海苔には豊富なビタミンCがふくまれている。レモンの倍、イチゴの3・5倍である。成分の構成はどうだろうか。すがたはペラペラだが、じつは海苔の40パーセントはタンパク質なのである。この含有率は、大豆よりも多い。海苔で必須アミノ酸が得られるとは。あまりイメージしていなかったのではないでしょうか。まさに、海苔は海の大豆なのだ。

そして海苔の糖質のほとんどが、ポルフィランで出来ている。このポルフィランとは、水溶性の食物繊維である。さらに赤血球の合成に大きくかかわっている葉酸は、これまた海苔は食品のなかでトップクラスの含有量である。ホウレンソウやモロヘイヤ、レバーよりも多いのだ。

ビタミンCが足りないかな、食物繊維が足りないかなと思ったら、冷蔵庫のなかに海苔を入れておけばいい。仕事中にコンビニで昼食や夕食を確保しようと思ったら、塩おにぎりではなく海苔を巻いた具入りのおにぎりにしたまえ。

アスパラガス

新陳代謝を高めるアスパラギン酸は、体内の免疫力をアップさせる。はげしい運動による一時的な免疫低下も、疲労を回復させる食品を摂ることで克服できる。のみならず運動で新陳代謝を高めることで、ガンになりにくい身体をつくる。その意味ではアスパラガスは必須の野菜である。βカロテン、葉酸も豊富だ。

ホワイトアスパラガスよりも、グリーンのほうが栄養素が高い。サヤインゲンなどにも、アスパラギン酸がふくまれている。

野菜を食べていれば、ガンにはならないかもしれない

ここに挙げた野菜たちのほかにも、有力なものを列挙しておこう。アブラナ科の白菜やチンゲン菜、カブにも、乳ガンの遺伝子異常を予防する研究報告がある。小松菜はインドール3カルビノール、3・3ジインドリルメタンと呼ばれる物質が注目されている。オクラのねばねば成分はペクチン、アラバン、ムチン、ガラクタンといった食物繊維で、腸内環境をととのえるとともに、胃の粘膜を保護するはたらきがある。

パセリは肉料理のつけ合わせに出されるほど、血液サラサラ効果が期待される野菜だ。そしてビタミンACE（エース）を豊富にふくんでいる。このACEはつよいガン抑制のはたらきがあるとされる。ほかにACEを多くふくんでいるのはニラだ。パセリのもうひとつの特性は、アピオールという香り成分であろう。食欲を増進させ、胃液の分泌をうながす作用がある。

ハーブ類もつよい抗酸化作用がある。しし唐辛子、カリフラワー、白菜には豊富なビ

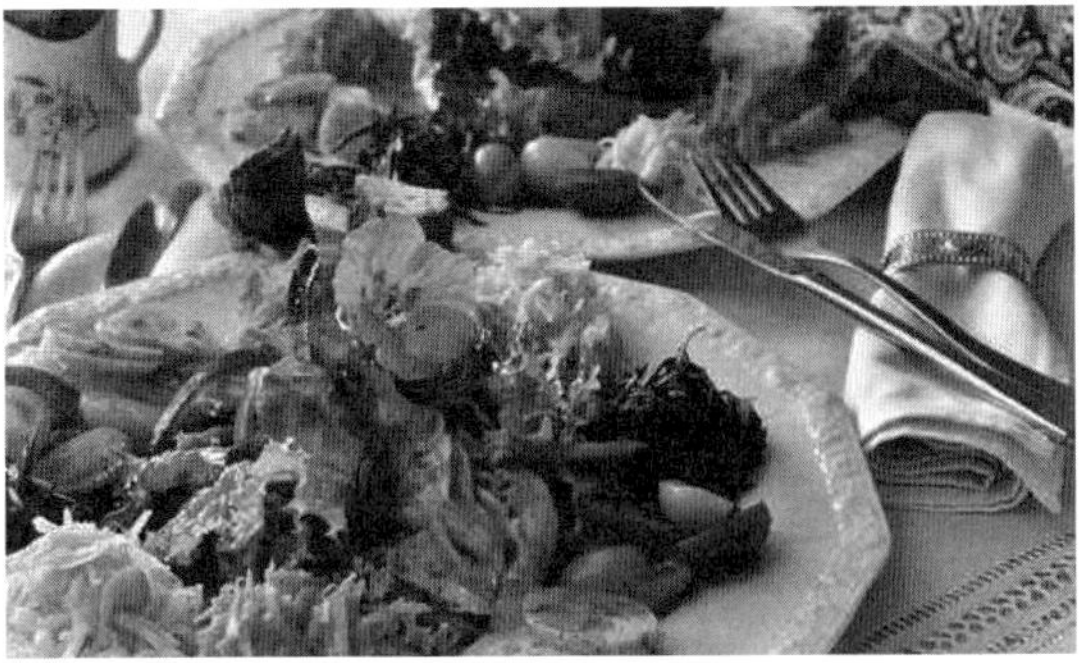

タミンC。セロリにはアピインというファイトケミカルがふくまれ、香りが持っている鎮静効果は免疫活性をうながす。カブも同じような成分だ。ゴーヤーの苦味はモモルデシンという成分で、血糖値を下げるはたらきがある。

野菜というよりもビールのおつまみのような役割りの枝豆だが、もともとは若摘みの大豆の実である。良質のタンパク質をふくみ、葉酸、カリウム、マグネシウム、亜鉛、銅など、栄養豊富なおつまみなのである。

ゴーヤーはビタミンC、βカロテンも豊富だ。ミョウガにはα－ピネンという香り成分がある。このα－ピネンには強力な殺菌作用、防腐作用がある。酢といっしょに食べることで、遊離アミノ酸が動脈硬化や高血圧を抑制するといわれている。α－ピネンは揮発性なので加熱すると減少する。アクを取るために短時間水に浸け、ザックリと食べるのが良い。

ホウレンソウが鉄分なら、小松菜はカルシウムである。カルシウムは身体を動かすエネルギーであるとともに、ストレスを抑制する効力がある。免疫活性につながるのは言うまでもない。ビタミンもミネラルも豊富な野菜だ。

唐辛子の殺菌作用は、カプサイシンという成分によるものだ。脂肪を分解するリパーゼのはたらきを活発にし、血行をうながす作用がある。ただし摂り過ぎると、胃の粘膜を痛める。最近はどこでも見られるようになった水菜（京菜）には、クロロフィルと亜鉛が豊富。身体のなかにたまった水銀や鉛を排出する効果がある。青じそ（大葉）には、ルテリオンとペリルアルデヒドという香り成分があり、このうちペリルアルデヒドはつよい殺菌作用がある。刺身に添えられているのは、この効果が古くから知られているからだ。βカロテンも野菜のうちでトップクラスである。

生で食べやすいサラダ菜は、βカロテンのほか、鉄やカルシウムなどのミネラル、若返りビタミンの異名を持つビタミンEが多くふくまれている。ビタミンEは良質の油といっしょに摂ることで吸収が高まるので、肉と食べ合わせるのがいいだろう。カボチャ

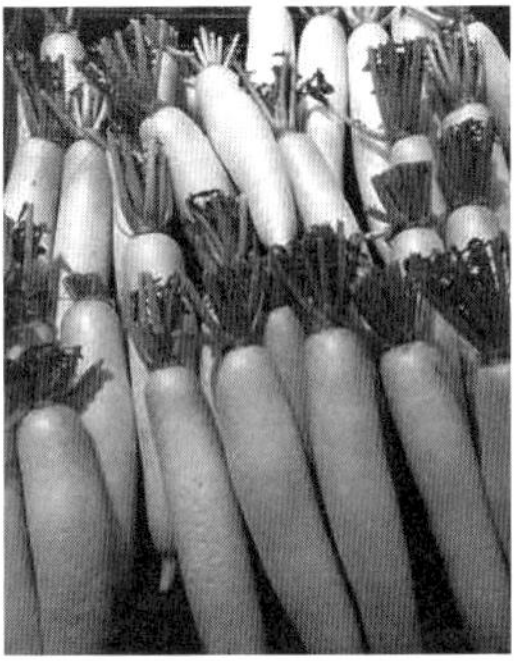

もβカロテンとビタミンE、ビタミンCが豊富だ。カボチャは煮るのが一般的だが、それではビタミンCが溶け出てしまう。レンジでチンして短時間で煮るのが良い。

ニラにもβカロテンは豊富だ。βカロテンとビタミンCを損なわないためには、レバニラ炒めのように油で調理するのが理にかなっている。春菊もβカロテンが豊富で、ビタミンCも多い野菜だ。天ぷらで好まれるのは、独特の苦味が消えるからだが、短時間の加熱でビタミンCを損なわない利点がある。

大根も忘れてはいけない。大根のイソチオシアネート（硫黄化合物）には、つよい抗酸化作用がある。豊富にふくまれるオキシダーゼも、血栓をつくりにくくすることで知られる。辛い大根ほど、オキシダーゼは多くふくまれている。このように野菜のほとんどに、共通の成分であるビタミンCをはじめとする栄養素が詰まっていると思って間違いない。

350グラムは可能か

厚生労働省は1日350グラム以上の野菜を摂ると良い、と野菜の摂取を勧めている。なおかつ多品目を食べるようにという。350グラムとは、標準的な大きさのキャベツで3分の2の分量、中型のタマネギで3個、ピーマンなら14個ほどになる。モヤシは1袋200グラムほどだから2袋ということになるが、多品目を食べろというのだからボール一杯の野菜を想定してみればよいだろう。とても食べれられるものではない。というよりも、外食が中心の食生活では食べる機会がないだろう。そこで野菜ジュースや生野菜のスムージーなどで代用するわけだが、生で摂取した場合とではちがいが出てくる。生野菜を食べろ。これがここでの結論だ。

マグロ

赤身魚を代表して、マグロの登場である。従来は、霜降りの牛ステーキとマグロのトロを贅沢な脂肪過多の食材とみなしてきたが、マグロのトロには不飽和脂肪酸のEPA（エイコサペンタエン酸）とDHA（ドコサヘキサエン酸）が豊富にふくまれている。EPAとDHAは血流を高めるとともに、血小板を凝集して血栓を防ぐとされている。また血液中の悪玉コレステロールを減らして、善玉を増やすと考えられている。抗ガン剤の副作用を緩和する作用もあるという。

DHAはさらに脳の機能を高め、神経組織の維持に重要なはたらきがあるとされている。ビタミンEも血行を良くし、抗酸化作用でガンの発生を抑えるとされている。マグロにふくまれるビタミンDは、カルシウムとリンの吸収を助け、骨や歯への沈着をうながす。

マグロの赤身はどうだろうか。その深い赤には、鉄やタウリン、そしてカリウムがたっぷりとふくまれているのだ。ヘモグロビンをつくり出す鉄が不足すると、息切れや動悸、貧血を起こすようになる。タウリンは血圧を正常に保ち、心臓や肝臓のはたらきを助ける。マグロにはセレンもふくまれている。セレンは過酸化物質などを分解し、ガン細胞の増殖を抑制するともいわれている。調理法はもう、生で食べるのがいちばん。

そうすると、店頭での選び方が問題になってくる。値段相応といえばそのとおりだが、トロも赤身も、赤い色が濃くて鮮やかなものが良い。筋が縦に入っているもので、あまり白くないものが良い。生マグロと書いてあるものは冷蔵で、冷凍ではないという意味だ。冷凍ものの水っぽさがなく、本来のマグロの風味が舌先に伝わってくる。

サバ・サバ缶

青魚の代表はサバであろう。ここではイワシや秋刀魚なども念頭に、青魚と呼ばれる魚類について、ガン抑制のはたらきがあるのかどうか検討してみたい。豊富にふくまれているDHAは、血管をつくる材料となる。注目されるようになったきっかけは、グリーンランドのイヌイットの人たちの食生活だった。イヌイットは野菜を食べないのに、心臓病になる人が少なかったのである。

かれらの主食はアザラシや魚であった。調査してみた結果、かれらの血液中にDHAが多くふくまれていることもわかった。コレステロールを善玉にみちびき、中性脂肪がたまるのを抑制する。このはたらきは同じくEPA（不飽和脂肪酸）にもあり、中性脂肪の代謝をつかさどる肝臓の細胞膜をやわらかく保ち、そのはたらきを活性化する。

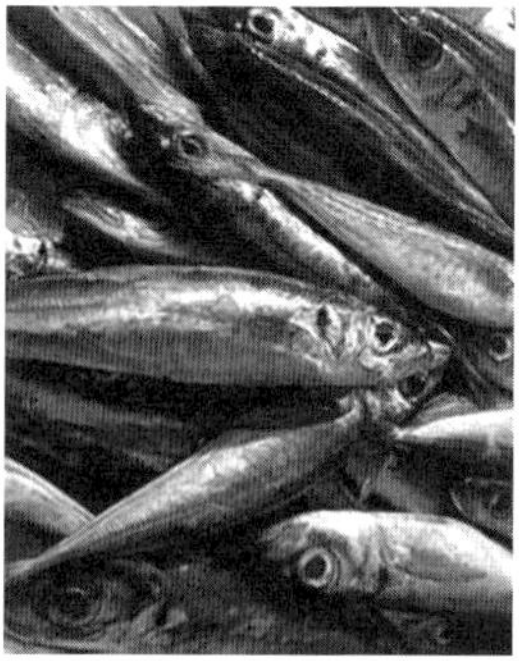

ＥＰＡのはたらきによって、ＧＬＰ－１というホルモンがつくられる。痩せるホルモンと呼ばれ、これがサバ缶ダイエットの主役ということになる。最近では、オリーブオイル漬けのサバ缶のほうがダイエット効果があるといわれているが、明確なデータがあるわけではなさそうだ。キーワードは不飽和脂肪酸による脂肪燃焼効果だという。

ＤＨＡが脳のはたらきを活性化するのは、すでに触れたとおり。脳の血管をやわらかくして血行をよくする。アルツハイマー型の認知症の予防になると考えられている。また、炎症を抑える効果も報告されているようだ。

脂の乗った塩サバがいちばん美味しい食べ方だと思うが、味噌に漬けたり麹に漬けたものも、脂の乗り具合で美味であろう。そして簡単に摂れて、しかも病みつきになるほど美味しいのがサバ缶である。世にサバ缶健康法などと呼ばれ、晩酌のトップバッターにしている左党も少なくないのではないか。右に挙げたダイエット効果だけではない。

なぜサバ缶が健康食品なのかというと、ＤＨＡは水に溶けやすく煮魚では摂りにくい。

塩サバ用の冷凍ものも、DHAは大幅に損なわれるのだという。サバ缶は空気を抜いたうえで、ナマのサバを缶に詰めて加工する。したがって、DHAはそのまま缶のなかに閉じ込められているのだ。汁ごと食べれば、サバが本来持っている成分をすべて摂ることができる。賞味期限ギリギリの、身がこなれたものが美味しい。

アーモンド（ナッツ類）

ナッツ類は夜に食べろという。これはじつは反語で、夜半におなかがすいたとき、塩分の多いカップ麺や糖質の多いパンなどよりも、少量で満足感が得られるナッツ類が良いというものだ。とりわけアーモンドにはゴボウの2倍の食物繊維がふくまれているので、夜更かししたときには格好の補食となるのだ。

アーモンドをダイエット食品として、また豊富な栄養素を持った食材として推奨するのは、慶応大学医学部の井上浩義教授である。※アーモンドの栄養素は、鉄分がホウレンソウの約6倍、ビタミンEはカボチャの約5倍、ミネラルも豊富で塩分はほぼゼロ（商品による）。現代人が不足しがちなカルシウムも、アーモンドには豊富にふくまれている。

ナッツ類といえば脂肪がその大半で、いかにもカロリーが高そうだが、その脂肪の正

※『食べても痩せるアーモンドのダイエット』小学館新書

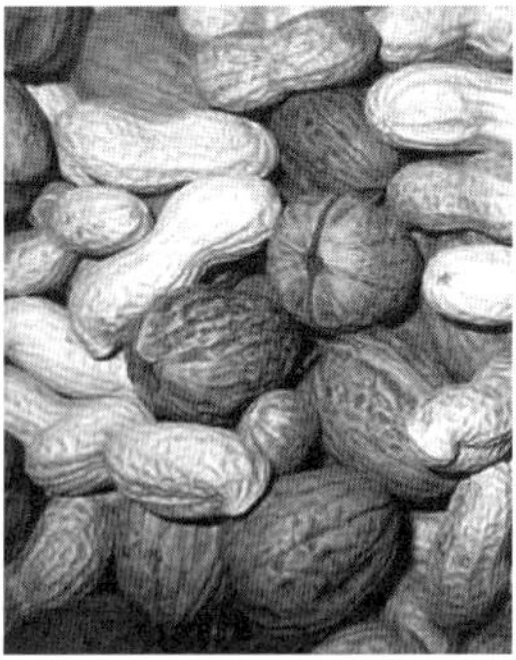

体は何なのか。それが問題であろう。キーワードとなるのは、飽和脂肪酸と不飽和脂肪酸である。飽和脂肪酸は約20度で固体となる、粘度の高い油にふくまれている。したがって中性脂肪の蓄積や動脈硬化になりやすい悪玉コレステロールを増やすのだ。

いっぽうの不飽和脂肪酸は、常温で液体となる粘度の低い油にふくまれている。オレイン酸やリノール酸、リノレン酸と呼ばれるのが不飽和脂肪酸で、これらはナッツ類に多くふくまれている。体内で合成することができないので食物から摂るしかない。オレイン酸とリノール酸はナッツ全般にふくまれ、リノレン酸はクルミとピスタチオに多くふくまれている。

料理の前に必読——野菜の調理法

——野菜は熱湯で茹でたら、すぐに冷やす

緑色（青）野菜を茹でるコツは、野菜の量の5倍の熱湯（温度が冷めないように）でイッキに茹でてしまう。めやすは鮮やかな緑である。イッキに茹で上げたら、すぐに冷水に入れて冷ます。炒めモノに使う場合も、完成した炒めもの（肉野菜炒め・八宝菜・ニラレバ炒めなど）に和える感じが良い。緑野菜の美味しさは、食感と鮮やかな緑にあるのだ。

ホウレンソウに小松菜、そしてブロッコリー、チンゲン菜など。緑色野菜を茹でると、鮮やかな緑色に変わる。ホウレンソウなら、ほんの15秒ほど。繊維の硬いチンゲン菜でも1分も茹でればやわらかくなる。茹でて鮮やかな緑に変わるのは、細胞のなかの空気が抜けて、クロロフィル（葉緑素）が本来の色になるからだ。鮮やかな色になったら、すぐにお湯から引き上げる。そして水でサッと冷やす。ずっと水につけていたら、ビタミンCをはじめとする栄養素が解け出てしまうので、冷ましたらザルに取っておく。

どうして茶色になるのか

ブロッコリーを茹で過ぎると、茶色っぽく変色してしまう。茹でないと硬く、茹で過ぎると歯ごたえがなくなって、風味も飛んでしまう。むつかしい食材だ。

ブロッコリーに限らず、緑色野菜が茶色っぽくなるのはクロロフィルの分子内のマグネシウムが溶出し、褐色のフェオフィチンという物質に変わるからだ。緑色野菜にふくまれているオキシダーゼ（酸化酵素）がこれを促進する。茹で湯に塩を入れると酸性になりにくいので、ひとつまみ入れても良い。なるべく塩は控えたいが、短時間で茹でるのだからあまり野菜に入り込むことはない。

酸性がつよい味噌汁や醤油が入っているお汁は、とくに褐色になりやすい。つまり味噌汁や煮物は野菜の緑色を溶かすということになる。健康のもとである緑色野菜を煮物といっしょに食べたかったら、お皿に盛った後に添えるという感じでやってほしい。

軽く湯通しすることで、もっと美味しく

ホウレンソウは硝酸態窒素やシュウ酸がふくまれているので、かならず茹でるようにしたい。別の節でも書いたが、硝酸態窒素は発ガン物質である。それと茹で過ぎに注意だ。酒かすで和えたり、すりゴマに味醂で和えるのが食べやすいが、生々しく感じられる食感を損ないたくない。

ブロッコリーは、茹でるよりも電子レンジでチンが良い。ビタミンCがお湯に溶けやすいので、むつかしい食材なのだ。レンジに入れるときは、ポリエチレン（スーパーで常備してある薄いもの）に入れて、ブロッコリー自身の水分で蒸されるようにする。いまのレンジは時間を自動検出してくれるので、時間の設定は不要だ。夏場はそのままポリエチレンに入れておくと、すぐに腐ってしまう。冬は2度チンする。むつかしい食材だが、全身が抗酸化成分で出来ているような王者級の野菜である。

小松菜は緑色野菜のなかでは根性のあるほうで、かなり高温で茹でてもシャキシャキ

感が損なわれない。チンゲン菜にも言えることだが、根に近い部分と葉の部分とでは火の通りがちがうので、ザックリ切ってから茹でてもいいだろう。

強火で短時間のワザ

炒めモノのコツも、じつは短時間の調理にある。中華料理の場合は、肉類や魚介類は油にくぐらせて、いったん鍋から取り出しておく。ニンニクやしょうがといっしょに炒めて味が出るのはキノコ類で、こんがりと焦げるまで火を通す。そのまま味醂とオイスターソース、中華調味料、八角、唐辛子、塩コショウで味をつけたら、片栗粉を入れて餡《あん》をつくる。このとき、火を入れて徹底的に餡を硬くしておくのがコツだ。

餡のとろみが本物になったら、胡麻油を軽く振って香りをつける。黒酢を入れる場合は、砂糖も加える。そして、湯通ししておいた野菜と具（肉か魚介類）を合わせて、火を最大限にして出来上がり。すぐにお皿に盛って、火の通り過ぎを防ぐ。

家庭ではどうしても火力が不足するので、つくる分量を少なくしたほうが良い。野菜

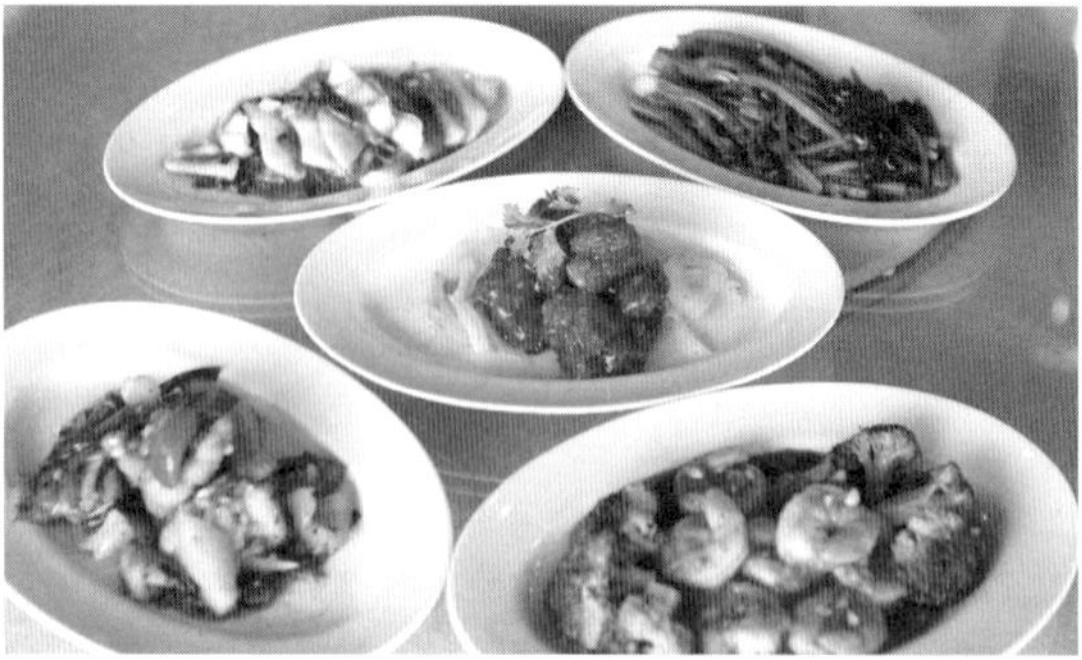

で湯通しよりも火を入れたほうがいいのは、ニンジン（千切り）とモヤシ、ピーマン、タマネギも一瞬の強火だ。

やってはいけない、この食べ合わせ

――優良な健康食材も合わされば発ガン物質に

単体ではゆたかな栄養素を持っている野菜も、食べ合わせによって成分が吸収されなかったりする。ましてや、優良な健康食材と思われていたものが、食べ合わせによって危険な発ガン物質を発生させる場合もあるのだ。

ここまで単体でガンとの相関性を検討してきたが、そろそろ食事の具体性に立ち入って、ガンになりにくい食生活を検証していこう。

ベーコンとホウレンソウの炒め物は危険だ

ベーコンとホウレンソウを軽く炒めて、卵を落として和える。もしくはベーコンエッグにホウレンソウを添えて、小さなフライパンごと食卓を一品で飾る。そしてパンにマーガリンかバターを塗るのが、わたしたちの朝食のワンシーンではないだろうか。それが典型的な発ガン物質を発生させているとしたら、もう朝から気分が萎えてしまう。

ベーコンの発色剤である亜硝酸ナトリウムとホウレンソウの硝酸が体内で結合すると、発ガン物質のニトロソアミンが生成してしまうのだ。だが安心してほしい。食べるときにビタミンCをいっしょに摂ると、ニトロソ化は防げる。一般に市販しているベーコンには、あらかじめ酸化防止剤としてビタミンCが入っているものが多いのだ。

マーガリンはトランス脂肪酸がふくまれているというので、バターに切り替えた方もおられようと思う。そのバターの酸化防止剤として使用されているソルビン酸カリウムとベーコンの亜硝酸ナトリウムも、いっしょに食べることで発ガン性が疑われているのだ。

が、2008年の内閣府食品安全委員会（見上彪委員長）の「添加物評価書」において、左記のとおり評価されている。

「ソルビン酸と亜硝酸ナトリウムの反応生成物に遺伝毒性が見出されることが報告されている。ただし、通常の使用状況下とは異なる極めて限られた条件下で生成することに留意する必要がある」

そして、発ガン性については、ソルビン酸と亜硝酸ナトリウムにおいては陰性。パラオキシおよび安息香酸エチル、ナイシンとの反応についても、発ガン性はみとめられなかったとしている。遺伝毒性についても、ＤＮＡ損傷試験、復帰突然変異試験、遺伝子突然変異試験、染色体異常試験、小核試験についても、いずれも陰性だったとされている。だいじょうぶだ。バターおよびマーガリンとベーコン・ソーセージ類は通常の食事なら問題なし。

焼き魚と漬物

焼肉のコゲとともに、発ガン性が疑われている焼き魚を取り上げよう。秋刀魚などの青魚を焼くと、ジメチルアミンという物質ができる。魚臭い匂いの成分である。このジメチルアミンと亜硝酸ナトリウムが融合すると、発ガン物質ニトロソアミンになる。

漬物を焼き魚といっしょに食すと、この発ガン図式が完成してしまうのだ。漬物の発酵過程で野菜にふくまれる亜硝酸塩が亜硝酸ナトリウムに変化するからだ。そしてここでも、大根おろしやレモンなどビタミンCをふくむ添え物によって、このニトロソ化は抑制できる。まさにビタミンCさまさまである。

また、魚の焦げ目それ自体にも、発ガン性があるとされる。焼いたときにトリプトファンからトリプP-1、トリプP-2、グルタミン酸からグルP-1が発生するのだ。いずれも発ガン物質である。ここでも大根おろしがわれわれを助けてくれる。大根にふくまれる食物繊維が発ガン物質を吸収し、腸管からの吸収を防いでくれるのだ。

もっとも、焼けコゲからガンが発生するには、秋刀魚なら2万尾を立てつづけに、お米（おこげ）なら1日100トンを食べた場合だというのが、国立がん研究センターの見解である。ヘテロサイクリックアミンについては、赤身肉の項目を参照されたい。

フルーツジュースとパン食が危ない

危険を煽るつもりは、まったくない。摂取量が少なければ、それほど危険視する必要もないが、やはり指摘させていただく。

パンにマーガリンを塗って、レモンを振ったベーコンエッグとともに食し、かたわらのフルーツジュースを飲んでみる。野菜サラダも準備してあれば、そんな朝食はまことに爽快な気分であろう。

だが健康感をみたしてくれるフルーツジュースとマーガリンの食べ合わせに、意外な危険がひそんでいた。マーガリンにふくまれる安息香酸ナトリウムとフルーツジュースにふくまれるアスコルビン酸が化合すると、ベンゼンが生成されるというのだ。※ベンゼンは排気ガスや石油・石炭の燃焼で発生する、明らかな発ガン物質である。煙草でも発生する。なかには安息香酸ナトリウムとアスコルビン酸が同時にふくまれ、ベンゼンを発生させていた例もある。フルーツジュースで健康をと思ったら、飲んでいるのは発ガン物質だった、というわけだ。

健康そうな朝食を摂っていたら、それって喫煙してるのと同じですよ、と言われたにひとしい。ショックである。マーガリンにはＬＤＬコレステロールを増加させる、トランス脂肪酸というリスクもある。

※ドイツ連邦リスク研究所

清涼飲料水中のベンゼン

ではどうやって、フルーツジュースや清涼飲料からベンゼンが体内に入るのを防止するか。いまのところ、表示を見抜く以外にない。ラベルの「栄養成分表示（100ミリリットルあたり）」にエネルギーや脂質、塩分が表示された下に、「原材料」という表示がある。そこに「酸化防止剤（ビタミンC）」と書かれているのがアスコルビン酸で、「保存料」と書かれているのが、安息香酸ナトリウムである可能性が高い。可能性があるというのは、国内外でくり返し調査が行われてきた結果、あるていどの自主規制策が採られているからだ。

2006年7月28日付け、厚生労働省医薬食品局食品安全部による分析報告『清涼飲料水中のベンゼンについて』の顛末を紹介しておこう。

この年の春以降、イギリスやアメリカで清涼飲料水中の安息香酸（保存料）とアスコルビン酸（酸味料・酸化防止剤）がある条件下で反応しベンゼンが生成すること、市販製品中にベンゼンが低濃度検出されることなどが公表されたのだ。わが国でも市販の清涼飲料水でアスコルビン酸と安息香酸の両者が添加されている31製品を分析検査したところ、ベンゼンが検出された商品がひとつあった。

水道法の基準で水道水のベンゼン10ｐｐｄを大きくこえる73・6ｐｐｄが検出されたのだ。社名は伏せるが、健康食品の代名詞みたいなメーカーの、アロエ成分を売りにした飲料水である。健康飲料でありながら、発ガン物質をふくんでいたというのだ。笑えないというか、笑い泣きしてしまいそうな事態であった。いま、その商品はない。

などと煽っておいて、結論は安堵するものとなる。飲料水中のベンゼンについては、各国で行われた分析結果からみて、大気中の排ガスや喫煙にくらべれば、ほとんど人体に影響がない数値ということだ。

紅茶にレモンを入れると、発ガンするって？

おそろしい警告がなされている。紅茶にレモンを入れて飲むと、発ガンする可能性があるというのだ。ベーコンにホウレンソウといい、パンにマーガリンといい、定番の食べ合わせに警鐘が鳴らされるのでは困惑させられるばかりだ。

その原因は輸入レモンに付着している、オルトフェニルフェノール（ＯＰＰ）というポストハーベスト、つまり残留農薬である。

このＯＰＰが紅茶のカフェインに反応して、発ガン物質に変わるというのだ。いや、ＯＰＰ自体が劇薬であり、発ガン性を指摘されている。

わが国の市場に出まわっているレモンは、おおむね７０００トンでその大半が輸入品である。輸入レモンのうち８割までが、ＯＰＰやＴＢＺなどのポストハーベストを使用しているので、売っている約７割が危険なレモンということになる。由々しき事態だが、それが現実なのだ。

残留農薬を口にしない対策は、ないでもない。まず、レモンを皮ごと食べないことです。農薬は表皮に残留しているだけであって、実や果汁などの中身はだいじょうぶ。つぎに、洗ってみる。タワシでガシガシやれば、それなりに落ちてしまう。あとは野菜用の洗剤で洗うのもいいでしょう。どうにもならないのが、喫茶店やカフェで出される輪切りのレモンだが、これも紅茶に直接入れないで搾ってしまえばＯＫっ？

食べ合わせというのは、たしかにある

ここまで発ガン性のある食べ合わせを紹介してきたが、そのほかにも良くない食べ合わせというものがある。その大半が、そうやって食べるのがいいよね。というものなのだから、戸惑ってしまう。

たとえば、ビールとフライドポテトは中性脂肪の増加を加速し、肥満が糖尿病のクライシスをまねく。トマトとキュウリは優等生のような健康食材にもかかわらず、キュウリにふくまれるアスコルビナーゼという酵素が、トマトのビタミンＣを破壊してしまうのだ。ビタミンＣを活かすためには、酢を加えることでアスコルビナーゼのはたらきを抑制すればよいという。

枝豆とチーズはビールのおつまみ、晩酌の肴に出てきそうなコンビだが、枝豆にふくまれるフィチン酸がチーズのカルシウムの吸収をさまたげる。カルシウムは骨格をつく

ると同時に、筋肉を動かす原動力でもある。そしてじつは、枝豆にもチーズにも豊富にふくまれているのだ。もうひとつの問題はカルシウムを骨のなかに蓄積するには、適度な運動が不可欠ということだ。ビールを飲んで、あまり運動はしないであろう。

ワカメとネギも問題だ。どうやらワカメのカルシウムの吸収を、ネギにふくまれるリンが阻害してしまうのだ。ワカメには豊富なミネラルがあり、ネギにも血行を良くする成分があるのに、相性が悪いのです。したがって、ワカメの味噌汁にネギは入れるな。

ぎゃくに、ウナギと梅干しのように誤解されている食べ合わせもあります。江戸時代から、ウナギの脂っこさと梅干しのつよい酸味が消化不良を起こすとされてきたが、これは誤りです。じっさいには梅干しの酸味がウナギの脂の消化を助け、味覚の面でも相性の良い組み合わせなのだ。

グレープフルーツ自体はビタミンCが豊富で、リンゴ酸やクエン酸は運動後の乳酸を抑制するなど、疲労回復にすぐれた果物である。そのいっぽうで、肝臓の解毒作用を低下させるはたらきがあり、焼酎などといっしょに摂るとアルコールの血中濃度が急激に上昇する。急性アルコール中毒の恐れあり。グレープフルーツ酎ハイはしたがって、危険な飲物ということになる。

味噌、その偉大なる力

――放射能を排出する味噌パワー

放射線（中性子）から誘発される肝臓ガンの動物実験（マウス）で、味噌の成分中に発ガンを抑える作用が確認されている※。ふつうの餌で飼育したグループと味噌をまぜた餌で育てたグループでは、放射線を照射したさいに肝臓ガンの発現率が低かったというものである。

実験が行われた広島といえば、1945年8月6日に原爆が投下されたさいに、被爆者のなかに原爆症が発症しなかった人たちがいたと伝えられている。長崎でも確認されている。その人たちは、ふつうの人よりも日常的に味噌を多く摂っていたというのだ。味噌の成分が放射能のヨウ素とセシウムを排泄するのだとされている。チェルノブイリの原発事故で発生した汚染物質、アイソトープのヨウ素131とセシウム134をマウスに投与し、体内からの排出を測定したところ、味噌餌を食べたマウスのほうが多く排

※広島大学原爆放射能研究所

出した。

味噌のどの成分が放射能排出作用をもたらすのか、くわしいことはまだわかっていない。味噌の成分によって、身体の代謝が活性化すること。味噌の成分に血液中の放射能と物理結合するものがあり、それが放射能の排出につながっているのではないかと考えられている。これは発酵成分によるものではないだろうか。

なぜならば、醤油にも同じはたらきが観察されているからだ。ゲニスティンおよびメラノイジンの、抗酸化作用によるのではないかと考えられている。ゲニスティンは、きな粉・納豆・豆腐などの大豆加工品にもふくまれている。メラノイジンは醤油のほかに、ビールにふくまれている。やはりビールは健康飲料のようだ。

ただし、スーパーで売っている味噌には、保存のために発酵を止める処理（アルコール・熱処理）がなされている可能性がある。常温保存できるものは、菌が死んでいる可能性があると考えていいだろう。天然醸造と明記されていたり、容器に空気穴があるものは菌が生きている証拠だ。

どんな油を使っていますか？

――オレイン酸が多くふくまれるオリーブオイルがおすすめ

動物性の油脂にはわずかにプラス相関係数があるのに対して、植物性の油脂はこれもわずかなマイナス係数があるていどだ。老舗の洋食レストランでもなければ、ラードやヘットを使って料理をすることはないだろうから、この比較はあまり意味がない。

問題なのは、植物性食品油のそれぞれの成分をバランスよく摂ることだ。わたしたちが使っている植物油の大半は、キャノーラ油・パーム油・大豆油の3種である。オリーブ油や胡麻油は香りづけに使うことはあっても、日常使いには値段が高すぎる。

このうち、キャノーラ油がスーパーなどで最も目にする油で、心臓病の因子になるとされた菜種油を品種改良したものだ。パーム油はアブラヤシから採れる油脂で、ポテトチップスやスナック菓子に使われている。じつはキャノーラ油と並んで日常的な油脂なのである。サクッと揚がるので油の重さを感じさせないうえ、酸化につよい性質を持っ

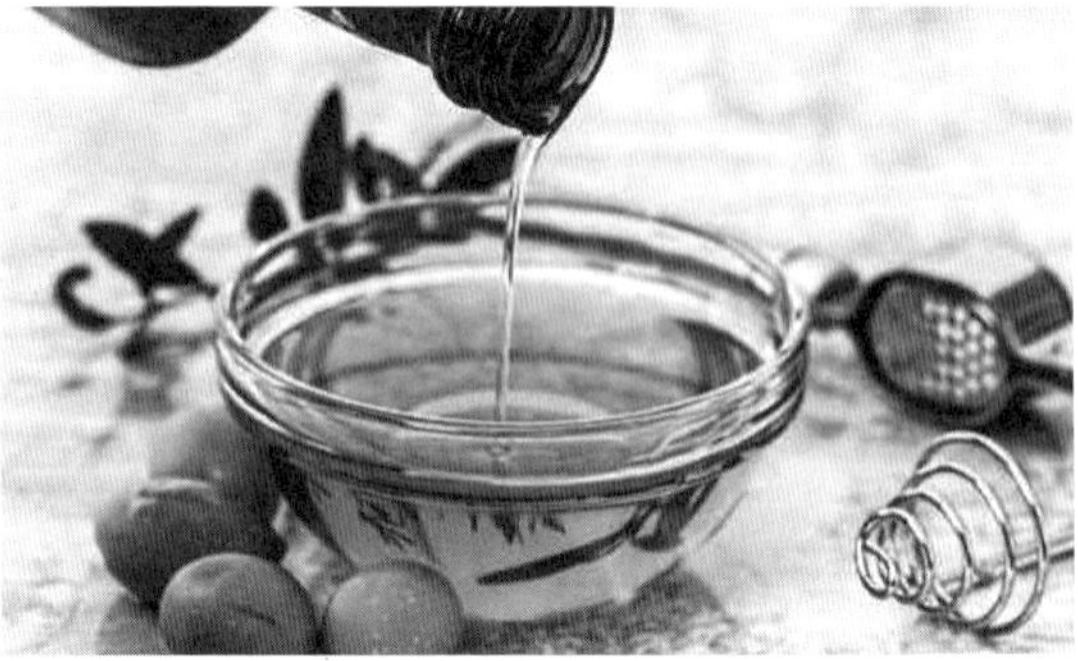

ている。大豆油もパーム油と同じく、マヨネーズなどの加工食品に使用されている。加工食品の表示では、いずれも植物油としか表記されていないので、パーム油か大豆油だと思って間違いないだろう。
その成分だが、バター・牛乳・卵黄など動物性の油脂が飽和脂肪酸と総称されるのに対して、植物油は不飽和脂肪酸である。最近ではn3系・n6系・n9系に分類してその特徴が論じられることが多い。
n3系はオメガ3脂肪酸とも呼ばれ、亜麻仁油・えごま油・シソ油のほか、青魚にふくまれるDHAやEPAのα-リノレン酸もこのカテゴリーに分類される。炎症を抑え、動脈硬化を防ぐなどの効果がある。
n6系（オメガ6系脂肪酸）はリノール酸が代表的な脂肪酸で、必須脂肪酸のひとつだ。大豆油・綿実油・コーン油・

グレープシードオイルなどにふくまれている。身体には不可欠の脂肪酸だが、炎症を抑制しない特徴がある。そしてn3系もn6系も、熱する過程で脂肪酸が過酸化脂質に変化するため、細胞の遺伝子を傷つけるなどの発ガン性が疑われているのだ。

ゆいいつ、n9系（オメガ9脂肪酸）のオレイン酸のみが、熱しても過酸化脂質に変化しないといわれている。最近、大手スーパーで「この天ぷらはオリーブオイルで揚げています」「コレステロールが低いです」などという表示が目に入るようになった。そう、オレイン酸はオリーブオイルに多くふくまれているのだ。

ほかにも、オレイン酸がふくまれるように品種改良された菜種油やベニバナ油が出まわるようになっている。オレイン酸は血中の善玉コレステロールをそのままに、悪玉コレステロール濃度を下げるとされている。ただし、本物のオリーブオイルではないものがあるとか、値段によって性質もまったく別ものだと、こちらも論争がかまびすしい。

ビタミンCはガンの特効薬か？

――発ガン抑制だけでなく、直接的な治療補助にも使われている

両親や親族にガン患者、もしくは経験者がいると気になるものだが、ガンの因子は大半が生活習慣といわれている。わたしの両親は肺腺ガンで亡くなった。いずれも平均寿命より若い病死である。父親は喫煙者で、病床にあっても喫煙タイムを欠かさなかった。そうかと思えば、ウイルス性肝炎にもかかわらず平均寿命よりも長く生きた伯母があり、96歳のいまも1日1箱の喫煙をしている伯母も健在だ。

しかし同世代の親族のガン発病には、戸惑いを感じさせられた。歳が7つ上の従姉が乳ガンになったのは、もう十数年前のことである。彼女は竹を割ったような性格で、およそストレスをため込むようなタイプではないが、お連れ合いが元町会議員という政治家の妻でもあった。そしてガン保険代理店の共同経営者でもある。医者の不養生ではないが、ガン患者とも向かい合うことの多い職業で、みずからもガンを患ったのだ。

一時は抗ガン剤で頭髪が薄くなるなど、苛酷な闘病だったというが、ガンに打ち克ち、みごとな復活をとげた。いまは仕事とチェロ演奏に多忙な日々を送っている。彼女の闘病で得た教訓は「ガンになった人は、ビタミンCを摂ればいいのよ」ということだ。

じっさいに、ビタミンCはガンの治療を補助する目的で、大量の点滴による治療法が提唱されている。アメリカ国立ガン研究所によると、ビタミンCの大量投与による副作用は少なく、ＱＯＬ（心身の生活環境）に向上がみとめられるという。もっとも、治癒環境の向上がそのまま治癒率のアップ、生存期間を延ばしている実証はない。

そもそもビタミンCとは、どんなものなのか。われわれはレモンの酸っぱさでビタミンCをイメージすることが多い。ビタミンC含有量をうたう清涼飲料水がレモンをパッケージに、あるいはレモンエキスのイメージからではないだろうか。ビタミンCに酸っぱい印象を抱いているのも、やはりレモンによるものと思われるが、レモンが酸っぱいのはクエン酸なのである。

じっさいにビタミンC含有量が高いのは、海苔類（１００グラムあたり２００ミリグラム）、ピーマン（１５０）、アセロラジュース（１２０）、パセリ（１２０）、芽キャベツ（１１０）、レモン（100）で、レモンがトップランナーというわけではないのだ。ロースハムやボンレスハムにも、加工過程でビタミンCが添加されている（50ミリグラム前後）。

ビタミンCは化学的には、L－アスコルビン酸である。直接的には壊血病の予防・治療、鉄分やカルシウムの吸収促進、コラーゲンの合成に深く関与している。つまり身体がタンパク質を摂り入れるさいに、欠かせない役割りを負っているのだ。

焼き魚や肉料理にレモンやパセリが添えられているのは、体内でタンパク質を合成するのに欠かせないからである。ただし水溶性なので、煮炊きをすると大半が損なわれる。

厚生労働省では通常の食品から摂取することを推奨し、サプリメントから1日1グラム以上の摂取は勧められないとしている。というよりも、1グラム以上摂っても排泄されてしまうからだ。どの栄養素が決定的にガンを抑制するなどとは、やはり言えないようだ。なぜならば、わたしたちの肉体が過剰な摂取をこばむ本能を持っているのだから。バランス良く美味しい食生活こそ、ガンを寄せつけないはずだ。

あとがき

本書の疫学データ（相関係数）について

本来ならば、冒頭に資料として提示しなければならない疫学データの解説である。統計学的な難解さもあり、重たいのであとがきに付すことにした。

本書で悪性新生物との相関性をあらわした係数は、『国民健康・栄養調査』の食物摂取データと『人口動態調査』の部位的ガン死亡率をもとにしたものだ。高齢化などによる人口構成の変化の影響を除くために、人口調整死亡率に変換して全国12地域ブロック別の死亡率を計測している。ガンの死亡率と食物摂取の相関性を、統計で係数化したものである。相関係数の算定には、エクセルのデータ分析「相関」を用いた。検定方法はT検定（次頁の公式）である。

$$t = \frac{r\sqrt{n-2}}{\sqrt{1-r^2}}$$

したがって相関性の標準値は、プラスマイナス０である。相関係数がプラスの場合は、当該の食品摂取量が増加すると、ガンでの死亡率が増加することになる。マイナスの場合は当該の食品摂取量が増加すると、ガンでの死亡率が減少する。疫学データとしては最新で、規模も大きいものといえる。相関性が低いからガンを抑制するという表現は馴染まないかもしれないが、データの性格にわけ入れば糸口が見えてくる。

たとえば、冷蔵庫や洗濯機の普及とともに日本人の寿命が延びてきたとしても、家電が長寿の直接的な因子とはいえないが、冷蔵庫を持っているグループが持っていないグループよりも長寿なら、それは遠因として成り立つかもしれない。冷蔵庫は食品の安全を担保し、洗濯機は清潔な生活を担保しているからだ。スーツを10着以上持っているグループが長寿であることと、持っていないグループが長寿でない場合はどうだろうか。生活水準のちがいが長寿に反映するかもしれないし、まったく別の要素によるものかもしれない。しかし因子を解明するカギにはなるはずだ。

疫学データは原因の特定の案内役にすぎないにせよ、そこから因果関係を解明してゆく方向性にはなり得るのだ。本書でもトマトの意外な一面や納豆の問題点、ホウレンソウの意外な素顔をかいま見てきた。年間に100万本といわれる医学研究論文、食品学の研究、あるいは臨床データなどから、わたしたちが日常的に食べている食材の意外な顔が、新たに発見されるのかもしれない。

なお、本書で用いた相関係数は、東京農業大学大学院博士課程の中出了真氏の資料提供によるものだ。中出氏の提案とレクチャーが本書のモチーフとなった。末尾ながら記して謝したい。

【主な参考資料】

『理論応用統計学』岸根卓郎、養賢堂
『「健康食品」のことがよくわかる本』畝山智香子、日本評論社
『効かない健康食品 危ない自然・天然』松永和紀、光文社新書
『「健康食品」ウソ・ホント「効能・効果」の科学的根拠を検証する』高橋久仁子、講談社ブルーバックス
『「食べない」ひとはなぜ若い？ 空腹でオン！「長寿遺伝子」の驚異』船瀬俊介、ヒカルランド
『40代から食べるなら、どっち!?』渡辺雄二、サンクチュアリ出版
『ガンが消えていく食事 成功の秘訣』済陽高穂・志澤弘、マキノ出版
『済陽式 作りおき抗がんそうざい』済陽高穂、講談社
『がんに効く食事 がんを悪くする食事』福田一典、彩図社
『免疫栄養ケトン食で がんに勝つレシピ』麻生れいみ・古川 健司、光文社
『ブドウ糖を絶てばがん細胞は死滅する！』福田一典、彩図社
『ビタミンC点滴と断糖療法でガンが消える！』西脇俊二、ベストセラーズ
『がん、自然治癒力のバカ力——自律神経免疫療法の真実』真柄俊一、現代書林
『食は現代医療を超えた』真柄俊一、現代書林
「わたしのがんを消した奇跡の食事」『健康』編集部、主婦の友社
『がんにならない毎日の食レシピ』済陽高穂、祥伝社
『がんが消えて再発しない バランス料理と毎日つづけた食習慣』林・恵子、宝島社

『がんに負けないからだをつくる 和田屋のごはん』和田洋巳・長谷川 充子・樫幸、ＷＩＫＯＭ研究所
『ビタミンＣはガンに効く』澤登雅一、ディスカヴァー・トゥエンティワン
『ガン勝利者25人の証言――自然・栄養療法でガンを治した』今村光一、中央アート出版社
『アメリカ上院栄養問題特別委員会レポート いまの食生活では早死にする』今村光一、経済界
『「酵素」が免疫力を上げる！』鶴見隆史、永岡書店
『細胞から元気になる食事』山田豊文、新潮社
『「食」を変えれば人生が変わる』山田豊文、河出書房新社
『ガンは食事で治す』森下敬一、ベストセラーズ
『免疫力を上げる一生モノの「食べ物・食べ方」』田中愛子、三笠書房
『日本酒をまいにち飲んで健康になる』滝澤行雄、キクロス出版
『１日２合日本酒いきいき健康法』滝澤行雄、柏書房
『酒好き医師が教える 最高の飲み方 太らない、翌日に残らない、病気にならない』葉石かおり・浅部伸一、日経ＢＰ社
「生活習慣とがん」食事とがん 津金昌一郎（国立がん研究センター）『成人病と生活習慣病』45巻10号（２０１５年10月）
Zhang. Y.: Talalay. P.: Cho. C.: Posner. G. H. Proc. Nat. Acad. Sci. USA 1992, 89, 2399 ~ 2403.
「生物活性ファイトケミカル ブロッコリーの健康効果 免疫増強、ガン予防、糖尿改善」本橋登（明治薬科大学）『薬事新報』２６４８号、33～36頁（２０１０年９月）
「肝細胞癌に対する集学的治療」神野健二・棚田稔・谷水正人・万代光一・守屋昭男・今川敦・今岡大也・仁科智裕『化学療法の領域』16巻５号（２０００年５月）

横山茂彦（よこやま・しげひこ）
出版社勤務を経て著述業・フリーの編集者に。著書に『「買ってはいけない」は買ってはいけない』（夏目書房）、『軍師・黒田官兵衛に学ぶ、絶対に負けない経営学』（宝島文庫）、『山口組と戦国大名』（サイゾー）など多数。医療関係の仕事に『新ガン治療のウソと10年寿命を長くする本当のガン治療』（双葉社）、『日本語で受診できる海外のお医者さん』（保健同人社）、『ホントに効くのか⁉　アガリクス』（鹿砦社）、など。連れ合いの弁当をつくるほか、自宅で料理をする料理愛好家でもある。

ガンになりにくい食生活
食品とガンの相関係数プロファイル

2018年5月15日初版第1刷発行

著　者―横山茂彦
発行者―松岡利康
発行所―株式会社鹿砦社（ろくさいしゃ）
●本社／関西編集室
兵庫県西宮市甲子園八番町2-1 ヨシダビル301号 〒663-8178
Tel. 0798-49-5302　Fax. 0798-49-5309
●東京編集室／営業部
東京都千代田区神田三崎町3-3-3 太陽ビル701号 〒101-0061
Tel. 03-3238-7530　Fax. 03-6231-5566
URL http://www.rokusaisha.com/
E-mail 営業部○ sales@rokusaisha.com
編集部○ editorial@rokusaisha.com

装　幀　鹿砦社デザイン室
印刷所　吉原印刷株式会社
製本所　鶴亀製本株式会社

Printed in Japan ISBN978-4-8463-1243-5 C0095
落丁、乱丁はお取り替えいたします。お手数ですが、弊社までご連絡ください。